一流の人は空気を読まない

堀　紘一

はじめに

いまの日本においては、「空気読みの達人」とでも言うべき、迎合主義の人間ばかりが増えている。そのため、「KY」や「フシギちゃん」などと呼ばれる空気を読めない人間をバカにする風潮も生まれてきたわけだ。

KYやフシギちゃんなどと呼ばれる人たちが、社会的な成功を得るのは難しいことだろう。しかし、周りの空気を巧みに読んでいき、それに合わせて行動していれば成功するのか――と言えば、それもまた別問題になってくる。

日本の社会においては、空気読みの達人はどんどんと増えている。この本を手に取っていただいた皆さんの周りを見てもらっても、そのことには同意してもらえるのではないかと思う。「KYが増えている」などと言われていることにしても、〝空気を読みながら行動するのが世の中のスタンダード〟とされているからこそ、そうした見方が生まれてきているわけだからだ。そして、皆さんの身近なところには必ず、「あいつは空気を読むのに長けているだけで出世したようなものだ」と言いたくなるような人間も見つかるのではなかろうか。

そのように空気読みの達人が増えていることによって、世の中はうまく回っている部分もあるのは否定できない。しかし、そんな世の中は閉塞感に満ちている。企業に勤めるビジネスパーソンであれば、みんなが上司の顔色を窺いながら、いかに階段を踏み外さないでおくかだけを考えて毎日を過ごしている状況に溜め息をつきたくなることもあるだろう。それは、あなたの会社だけに限らず、社会全体がそうなってきているわけなのだ。

テレビや政治の舞台が空気読みに支配されてしまい、不毛な議論に時間が費やされているのは我慢するにしても、全国各地の企業までがこのまま空気読みに支配され続けていけば、日本経済、日本社会は崩壊するのに違いない。

〝いまの日本に蔓延しているこの空気はいったい何なのか？〟

そう考えて、「空気の正体」を検証しようとしているうちに、この空気そのもの、そして空気を何より大切に考える風潮こそが、いまの日本をおかしくしているのではないかと思えるようになってきた。

日本においては、周囲との摩擦を避けて、いかに何事もなく生きていけるかばかりを考えていると言える〝去勢されたような人たち〟ばかりが増えているのに対して、近年、歴訪しているアジア諸国で出会うビジネスリーダーのなかには、それとはまるで反対の生き方をしている人々が多く見つかる。いかに周りに合わせるかを考えるのではなく、自分に何ができるかを考え、それに向かって全力投球をしているのである。

そうしたコントラストをまざまざと見せつけられたことにより、日本に蔓延している空気が日本を崩壊させていくのではないかという不安は確信に変わった。

本書のなかでも詳しく書いていくが、経済社会の中で空気読みが重宝されるのは、欧米の先進経済をキャッチアップ（追い上げ）していた時代に限られたことであり、それが終わって独創性やアイデアが問われるようになった現在では、空気読みの達人の役割はもはや終えられているのである。

ここで結論を書いてしまうのは妙かもしれないが、「成功者」「時代を変えていけるリーダー」とは、空気読みの達人などでは決してない。

実際には「いまの空気をどんなものか」と読んでいながらも、その空気には乗らずに〝新しい空気を創っていける人〟たちなのである。同じように空気を読んでいながらも、それに乗り続けていることで得られるのは、小さな成功……、いや、小さな成功とも言えない、失敗のない無難な人生だけであり、決してその域を超えられはしないのだ。

個人個人もそうだし、企業もそうである。わかりやすく解説するなら、Ｈｏｎｄａ（本田技研工業）の歩みなどがその最たる例に挙げられる。一九五八（昭和三十三）年にスーパーカブという大ヒット二輪車を生み出して、世界にＨｏｎｄａの名を広めていながらも、一九六二（昭和三十七）年になって四輪業界への進出の意向を表明し、日本九番目の自動車メーカーになっていく。この当時、自動車業界は、とてつもない大型資本が必要とされる成熟産業であり、二輪車メーカーが後発として市場に参入してきても成功するはずがないという見方が「時代の空気」になっていた。それにもかかわらず、そんな経済界の常識的発想に逆らい、四輪業界に進出して成功してみせたのだ。また、一九七九（昭和五十四）年にはアメリカに生産工場を開設しているが、これにしても、当時の常識としては考えにくいことだった。自国で生産するのでなければ、安価で労働力を得られるアジアなどに工場をつくるのが一般的だったうえ、日本人やドイツ人に比べればアメリカ人は自動車の組み立てなどには向かない、すぐ月曜病や金曜病になってしまうアメリカ人に良い車など生産できないという見方が大勢を占めるようになっていたからだ。それでも、Hondaはアメリカに工場をつくって、それを成功させているわけである。

　空気と常識は、イコールで結びつけられる部分と、そうではない部分がある。しかし、「そうするのが当たり前」と見られるような〝人と同じこと〟ばかりしていては、大きな成功などは決して得られはしない。

　あなたの勤めている企業や日本経済全体を見てもそうだが、あなた個人が新たなステージに立つためには何が必要かといえば、意識すべきはたった二点に過ぎない。

　人生における勝負時を的確に見出すこと。そしてここが勝負時だと考えられたならば、人と違っていることなどは恐れず、厳然と進んでいかなければならないということだ。

　読者の皆さんのなかには、「すでに自分は勝負時を逃してしまっているのではないだろうか」と振り返る人もいるかもしれない。

　でも、そんな心配はしないでほしい。六十三歳の私にしても、これまでに勝負時は五回あったし、今現在、六回目の勝負時に遭遇しているのではないかという気もしているのである。私よりも若い人であるなら、本当の勝負時はこれからきっと迎えるであろう。

そのときにあなたが選択すべきなのは「空気からの脱出」であり、それができるかどうかこそが「成功の条件」になってくる。

あなたなら、きっとできる——。

その応援として書いた本書が、その一助になれたなら幸甚である。

あなたの成功とご健闘を祈っています。

二〇〇八年一〇月

堀紘一

目次

第一章　職場を縛る「空気」を読むな

1　「空気」の正体

■「空気」が会社を作っている

最近、「KY」という言葉が流行している。

KYとは〝空気が読めない〟の略だが、そこでいう「空気」とは何なのか？

そして、空気を読めないとはどういうことであり、空気が読めない者、読める者はそれぞれにどうするべきなのか？

あなたがビジネスパーソンであれば頷(うなず)けるはずだが、**「職場」には、物事の決定、あるいはそれに対する各社員の反応を左右する空気がたしかに存在している。**

〈最近、社長が毎朝、口うるさくこうしろと言っている路線はどうもおかしい。とにかく経費は切り詰められるだけ切り詰めるようにしろという気持ちはわかるが、企画にも予算をかけずに小規模のものばかりにしていくというのはどうなのか。それでは、赤字を増やさず現状維持はできたとしても、長い目で見たときの将来の広がりが考えにくい。ただ、一社員の自分がそんな主張をして、社長の方針に反発していいものなのか。現に、先輩たちもいまの路線がおかしいとは感じているには違いないのに、ここで社長に異を唱えるのはまずいとばかりに、縮小路線に賛同して、それに合わせた新提案までをしている。ここはやはり、社内を支配している空気に逆らわず、この路線の中で社長に喜ばれるような提案などをしていくのがいいはずだ〉

話をわかりやすくするため、単純な構図の例を挙げたが、こうした悩みや戸惑いを持った経験は、多かれ少なかれ誰にでもあるだろう。

いま、イエスと言うべきかノーと言うべきか――。

企業の中であれ、生活の中であれ、そうした一つひとつのことにも、空気を読む場面は出てくるものである。

単純な話、彼女とデートをしているような場合にしても、空気を読むことによって、かける言葉や次の行動を考えていくのは普通のことだ。

対象が不特定多数であれば、全体としての方向性がどちらに向いているかを考慮する。

対象が彼女などの特定の一人であれば、相手の気持ちというものをおもんぱかる。

そうした思考の巡らし方と行動のあり方は、世界中の人たちが持っているものであるのは間違いない。しかし、古来そうした部分に気を遣う側面が異常に強いのが日本人の特徴である。

■日本人が求める「他の人と同じ」

日本人がどうしてそれほど「空気」を気にかけるのか。

ひと言でいえば、島国における「ムラ社会意識」のあらわれでしかなく、孤立を恐れているためである。**平等意識といえば聞こえはいいが、実際のところは、「周囲と同じ」であることに居心地の良さを感じているのが日本人の性質と言えるだろう。**

田舎などではその傾向がわかりやすいが、生活がラクではなくても、両隣の家が似た生活レベルであるならば、それほど苦にはしないで現状を受け容れられる。しかし、隣の人間がどうも毎日、自分よりいいものを食べているようだとわかれば、それについては嫉妬もするし、怒りも感じるようにもなってくる。

同じであることで居心地の良さを感じるのだから、周囲と違えば当然、居心地の悪さを感じるのである。だからこそ、同じような服を着て、同じようなテレビ番組を観て、同じような家に住む。そうして「人と違わない生き方」「ふつうの生き方」を求めるようになっていく傾向が強いのだ。

そのため、周囲と合わせていくためには空気を読まなければならないし、周りは周りでまた空気を読み合っている。そのようにして、摩擦を起こさないための空気を互いに創り合っているわけである。

身の回りに一〇人の人がいるとすれば、Ａさんの空気は、Ａさんを除いた九人がつくっていて、Ｂさんの空気は、Ｂさんを除いた九人がつくっている。 きわめて日本的な在りようと言えるはずだが、そのような生産性のないことを無意識のうちにやってしまっているわけである。それは結局のところ、人と違ったことをしようと踏み出す勇気に欠けているという問題になってくる。

■ベルトコンベアが似合う国民性

日本人が世界中のどの国の人たちに比べても周囲の空気を気にする側面が強かったことは、高度経済成長期においてはたしかに武器になっていた。

戦後、欧米に「追いつけ、追い越せ」とやっていたなかでは作業員一人ひとりが自己主張などをしていてはむしろ具合が悪かったからである。

何百人、何千人の作業員が自分の役割を果たして〝協調〟を尊重しながら作業をしていたおかげで、世界一信頼できる車を作っていられたのは間違いない。要するに、何百人、何千人といった人たちが共同作業をしてベルトコンベア方式で車を作り上げていくといった作業においては、日本人の国民性はこれ以上ないほど適していたことになる。

この利を生かして高度経済成長期を駆け抜けていき、一九六八（昭和四十三）年にはＧＮＰ（国民総生産）が世界二位にまでなったのだから、まさに「奇跡の復興」だった。

そうして欧米の先進経済をキャッチアップ（追い上げ）していたあいだは、その構図が見事にはまっていたわけである。

しかし、このキャッチアップは一九九〇（平成二）年頃には終焉（しゅうえん）を迎えた。

昨今の統計ではまだ、日本のＧＤＰは世界二位とはなっているが（一九八〇年代までは外国に住んでいる国民の生産量を含むＧＮＰが統計に用いられることが多かったが、近年は、国内総生産のＧＤＰを使用することが増えている）、パーヘッド、**つまり「国民一人当たりに換算したＧＤＰ」で見てみれば、二〇〇七（平成十九）年にはシンガポールに抜かれてしまったのだ。**

日本の約三万四三〇〇ドルに対して、シンガポールは約三万五〇〇〇ドルとなり、「アジア一豊かな国はシンガポールに！」といった報道がなされていたのは記憶に新しいことだろう。

パーヘッドのGDPでは、かつては日本の一〇分の一以下だった台湾や韓国にしても、日本の六割程度の数字にまで迫ってきている。

■日本経済の「転換点」

日本経済がなぜこのような事態を迎えたのかを考えてみれば、やはり「空気」の問題が大きい。

何かのお手本があり、個々人が何をやればいいかが明確になっていて、「額に汗する」ことが重要であるならば、〝協調〟を尊重するベルトコンベア作業が威力を発揮する。

しかし、世界水準に追いついたことで「見本」がなくなったあとには、自分の頭で考えて、人とは違ったことをやらなければならなくなってきた。

そこからは「独創性やアイデアが問われる時代」に移行していくわけである。

半導体やエレクトロニクスの分野を考えてもらえばわかりやすいが、現在は、日本がつくった見本をもとに台湾や韓国がそれを作り、人件費の安い台湾製、韓国製のほうが「安い」という理由で売れる仕組みができている。

以前から私は「近い将来にはそうなるだろう」と予見していたので、それをはっきりと口にしたり文章に書いたりしてきていた。

追いつくまではいまの日本のやり方で良くても、いざトップに立ってしまえばそうはいかない。トップに立ったあとには「差別化」を図らなければならなくなるので、他の人とは違う考え方をする人間が出てくるようにならなければいけない——ということを常々主張していたのである。

聞こえは悪くなるが、**日本人の国民性は、流れ作業の末端に立つ作業員になることや中堅幹部になることには向いていても、トップに立つには不向きな部分が大きい。**それが九〇年代以降に露骨に出てしまい、バブルが崩壊してから現在に至るまで、本当の意味では立ち直りきれないまま来ているのが現実である。

現在はもう、人とは「違う価値観」を持たなければナンバーワンにはなれない時代になっているのだ。

■戦艦大和の出撃を決めた空気

「KY」という流行語が誕生するよりはるかに以前の一九七七（昭和五十二）年に、山本書店店主であり評論家の山本七平氏（故人）は、『「空気」の研究』（文藝春秋）という名著を上梓している。

これは、個々人の意志決定を拘束するばかりか、何かの事案を採択する際には〝最終決定者〟にもなり得る「空気という存在」の正体を解明している日本人論である。

いま読み直してみても、少しも古びたところがなく、考えさせられる部分が多い一冊だ。『「空気」の研究』の中ではたとえば、戦艦大和に関して軍令部次長・小沢治三郎中将の次の言葉が取り上げられている。

「全般の空気よりして、当時も今日も（大和の）特攻出撃は当然と思う」（雑誌『文藝春秋』一九七五年八月号に掲載された「戦艦大和」という記事からの抜粋として）

短い言葉だが、この言葉をここでわざわざ取り上げている意味がおわかりだろうか。

現代を生きる若者たちが大和の最後について、どの程度の認識を持っているのかは知らないので、ごく簡単に書いておく。

ここで問題とされている大和の出撃は、日本の主力艦艇のほとんどが喪失してしまったあとの太平洋戦争末期のことである。アメリカ軍をはじめとする連合軍は、本土上陸を視野に入れて、沖縄への侵攻作戦を開始していた。そこで大和は、連合軍の大艦隊が集結する沖縄沖へ出撃することになったわけだが、航空機の掩護のない「裸の艦隊」を敵軍の制空権下に出撃させるということは〝作戦として形を為さない〟ほど無謀な特攻でしかなかったのである。戦後、この無謀が責められるようになっても、大和を出撃させた理由については「当時はああせざるを得なかった」という以外には答えるすべがなかった。それはなぜかといえば、「まだ大和が健在なのにたたかわないとは何事だ」という世論に対抗しきれなかったのである。**この出撃を決定させた最も大きな決め手となっていたのが、「空気」だったからである。**これで何千人もの前途有為な若人が犬死にさせられている。

（詳しくは吉田満著「戦艦大和ノ最期」）

大和出撃の是非を振り返ってみたとき、それを〝無謀〟とする人たちは、それを無謀と断ずるに至る細かいデータや明確な根拠を持っていた。それに対して、出撃を〝当然〟とした側では、そうしたデータなどをまったく気にもしていなかった。その正当性の根拠は、もっぱら「空気」に委ねられていたからである。

この本の中で山本氏は次のようにも書いている。

《「空気」とはまことに大きな絶対権をもった妖怪である。一種の「超能力」かも知れない。何しろ、専門家ぞろいの海軍の首脳に、「作戦として形をなさない」ことが「明白な事実」であることを、強行させ、後になると、その最高責任者が、なぜそれを行ったかを一言も説明できないような状態に落とし込んでしまうのだから、スプーンが曲がるの比ではない。こうなると、統計も資料も分析も、またそれに類する科学的手段や論理的論証も、一切は無駄であって、そういうものをいかに精緻に組みたてておいても、いざというときは、それらが一切消しとんで、すべてが「空気」に決定されることになるかも知れぬ》と。

■時代の空気に逆らえなかった英霊たち

日本史や太平洋戦争に興味がない人であっても、当時の状況は、なんとなくでも察せられるのではなかろうか。

戦前も戦中も、軍部は〝空気の醸成〟に対して非常に熱心で、「欲しがりません、勝つまでは」などといういい気の利いたキャッチコピーをつけて、国民すべてを鼓舞していたのである。

軍には属さない国民でも自由な発言が許されなかった時代のことだ。たとえ日本の勝利を疑うようになっていたとしても、日本の勝利を信じて我が身を犠牲にするのも厭わないような言動を取り続けていることが〝空気に添った選択〟だったわけである。

「この出撃は自殺行為なので私は行きません」と口にしてしまうよりも、黙って出撃に加わっておくほうが精神的苦痛は小さかったはずだということである。

大和の出撃に限らず、太平洋戦争末期に突撃していった特攻隊のパイロットたちにしてもそれは変わらない。特攻隊として敵艦隊に突っ込んでいったパイロットたちの勇気を称えたいのはもちろんだ。しかしそこで、「自分は特攻などという行為はしたくない」と異を唱える者がいたとしたならどうだっただろうか？

玉砕というのは〈玉が砕けるように潔く死ぬこと〉であるのだが、その死にざまは、忠義心、愛国心、一種の家族愛に貫かれた美しきものである一方で、〝犬死に〟であることも否定できない。確実に帰れなくなることがわかっていながら出撃するよりも、生き永らえることによって別のかたちで国に貢献できることもあるはずだ。そのためには〝ここで玉砕するのはやめて、降伏しておこう〟という発想を持つ者が現れていてもおかしくはなかったのだ。

茨城県や千葉県の基地から鹿児島県の特攻基地に移ろうとする際、途中の給油が必要で、日本列島の上空を飛んでいったはずだ。その際に上空から東京や名古屋や大阪が焼け野原と化しているのを見ているのだから、この戦争にはもはや勝てないということは特攻を命じられたパイロットたちにはよくわかっていたはずである。

神風特攻隊の初出撃があったのは、フィリピン周辺海域での「レイテ沖海戦」でのことだったが（一九四四年一〇月）、このとき、大西瀧治郎中将に特攻出撃を命じられた関行男大尉は「承知しました」と返すまでにかなりの時間、沈黙していたとも伝えられている。

そして、出撃前にはこうも言ったという。

「自分ならば、体当たりしなくても、敵空母に五〇〇キロ爆弾を命中させて帰ってこられる。それなのに、僕に死んでこいと命令するのだから、日本はもうおしまいだ。僕は天皇陛下や大日本帝国のためではなく、妻を守るために行く。最愛の者のために死ぬんだ」と。

そして関大尉は、実際にアメリカ艦船に突入していき、戦死している。

これは、海軍報道班員のインタビューに答えての発言だったというが、この当時にこれだけの言葉を残すためにはものすごい勇気が必要だったに違いない。

ただし、その死後には「軍神」として称えられた関大尉にしても、こうした言葉を残していながらも、面と向かって上官に反論することはなく、任務を遂行したわけである。そんな状況のなかで、本心を隠さず吐露したうえで任務を拒絶するパイロットがいなかったのは当然と言えるだろう。

特攻で命を散らせた英霊たちに対して、勇気がなかったといった表現は使いたくない。しかし、大和の場合と同様に、時代の空気、周囲の空気に逆らって異を唱えることはできなかったということがその背景にあったのは間違いないのである。

■「生産性」を下げる空気の存在

企業の中でイエスと返事すべきかノーと返事すべきか悩まされるという問題にしても、こうした話の流れのうえにあるのはおわかりだろう。

自分としては本当はこちらを選択したいという意見を持っていても、それをそのまま口にできるとは限らない。そこに介在しているのが空気である。

『「空気」の研究』のあとがきのなかには、徳川時代と明治初期には、少なくとも指導者には「空気」に支配されることを「恥」とする一面があったはずなのに、昭和期に入ると空気の拘束力は次第に強くなっている――ということが書かれている。

こうした傾向は、平成となり、山本氏が亡くなっても変わっていない一方で（山本氏が亡くなったのは一九九一年）、空気を察する感覚そのものを持たない者が登場してきていることが平成日本の特徴だ。

それがKYと呼ばれる者たちである。

ここにおいて、空気に身を委ねる者と、空気を読まない者、あるいは読めない者では、どちらがいいのかという疑問も持たれてくることになる。

それについての結論だけを先に書いておくならば、**〝空気を読めないよりは読めたほうがいいのに違いはないが、空気を読んでばかりいては仕方がない〟ということである。**

要するに、空気になどは縛られているな――ということだ。

戦中の日本を支配していた空気とそれほど変わらない性質を持つ空気は、いまもオフィスをはじめとしたいろんな場所に蔓延（まんえん）している。

もちろん、世界中どの国においても、周囲の反応を気にする部分というのは多少なりとも持ってはいるものだ。しかし、空気の支配力を考えれば、これだけ圧倒的な強さを持っている国は、日本のほかには見当たらない。

先にも触れたように、そのことがいまの日本経済の行き詰まりにあらわれてきているのである。

協調性・効率性が問われたこれまでにおいては、そのことがプラスになっていた部分もたしかにあった。しかし、独創性やアイデアが問われる現代においては、プラスよりもマイナスが大きくなってしまう。**いまの日本経済は、その屋台骨を支えるべきそれぞれのオフィスが空気に縛られすぎているからこそ、生産性を上げられなくなっているのだ。**

戦艦大和の例でもわかりやすいが、現実的に考えれば非合理的すぎることでも実行に移してしまう空気が蔓延していたならば、オフィスや経済が健全でいられるはずはない。

■「空気」と「白い目」

徳川時代や明治初期には、「空気」に支配されることを「恥」とする一面があったといっても、それはあくまで《少なくとも指導者には》ということだった。

そうではない者たちからすれば——江戸時代には藩主のために、太平洋戦争終結前までは天皇陛下のために——という発想をもって、周りの空気を読みながら行動していたという基本は変わっていなかった。江戸時代から現代まで、時間が経過していくなかで、日本人のライフスタイルは一八〇度近く変わってきているが、そのなかでも一貫して変わらなかったのは何かといえば、空気を読んで行動することだったのだ。ある意味、これは驚嘆に値する。

そして、その歴史の中で変わらなかったことは、空気を読みながら行動することのほかにもうひとつある。それは、空気に反したことをした場合には、とてつもないほど白い目で見られるということだ。

それに耐えるにはものすごい勇気と信念が必要とされるし、大半の人にはそれができない。そして、それができないことを責められもしないわけである。

■「和を以て貴しとなす」の真実

日本人のこうした性質を鑑（かんが）みるときに必ず持ち出されるのが、六〇四（推古天皇十二）年に聖徳太子が制定した『憲法十七条』の第一条にある「和を以（もっ）て貴しとなす」という一文である。しかし、ここで注意してほしいのは、みんなが同じことを言って、対立意見を提示するのは避けて、その場をまとめるのが「和」なのかといえば、そうではないということだ。

民俗学者の宮本常一氏（故人）の代表的日本人論である『忘れられた日本人』（未来社／一九六〇年）には、次のような話も紹介されている。

かつて、日本のある村では、何か大事なことを決めなければならなくなると、村のはずれの一本松に集まって、みんなが議論した。その時点では、それぞれが考えていることを憶せず口にするので、場合によっては、二日、三日と徹夜になっていく。そうして、疲れきって、誰も何も言えなくなるまで議論して、それによって村の意見をまとめる。一度そうなれば、その後は一致団結するというのだから、これこそが本当の意味での「和」と言えるものだろう。

最初から、言いたいことを口にしないで、人と同じようなことだけを話していることを和だとするのは、言葉の履き違えでしかないわけである。

もともと日本にも、そうして互いの意見をぶつけ合う文化はあったはずなのに、いつのまにかそれがなくなってしまった。そのうえ、戦後、日本人の価値観が見失われたところで、民主主義、共産主義が入ってきたことで、ますます「和」や「空気」といったものに対する捉え方の視野を狭めてしまったのだ。

本来の民主主義とは、個人と個人、組織と組織が自由に競い合うことで社会を活性化させられる〝機会の平等〟を保証する仕組みであるはずなのに、天皇制・軍国主義からの急速な方向転換を求められた戦後の日本では、民主主義を〝結果の平等〟と捉えて受け容れた要素が強かった。

そのために「一億総中流社会」とも呼ばれる世の中になったのだから、良くも悪くも民主主義の正体を誤解していたには違いなかったのである。

2　突破すべき空気！

■空気を読めないとどうなるか

空気を読む――という行為の底辺には「周囲からの批難を恐れる」「孤立する勇気を持たない」といった心的背景があるのは疑いようがない。

ただし、空気を読むことが、日本社会の中で、摩擦なくスマートに生きていくための美徳になっていた部分があったのもまたたしかであり、これが「生き残るために必要な技術」のひとつにもなっていた。

そうした意味でいえば、「空気を読むべきか、読まざるべきか？」という問題を考えるときには、一見すれば同じように空気を読まない人間であっても、〝読もうと思えば読めるのかどうか〟という部分が問われることになってくる。

要するに、自分に対して周りが何を望んでいるかはわかっていながらも、「あえて、そうした声には耳を貸さない立場を貫き通している」のか、そういうことではなく、「もともと周囲の望みなどはまったく感知しない」のかは大きな違いであるといえる。

この両者は、KYとひと括りにするのもためらわれるほど、その意味合いがまったく異なる。後者に関していえば、今風の言葉でいえば「フシギちゃん」ということにでもなるのだろうか。しかし、そんな呼び名に合ったかわいらしい存在でもなければ、いい意味での〝天然〟でもない。

これは単に、受信機が不調というか、受信能力を欠如しているだけの話だ。受信機が不調である理由にしても、ユニークな感性のために人の感情を受信しない、といったことではなくて、単に〝過保護に育てられた結果〟としての「失敗作」でしかないのである。

■モンスターペアレントと人間の退化

最近、田原総一朗氏に教えてもらった話だが、一人の過保護学生がいれば、その後ろには「六人のモンスターペアレント」がいるのだという。「どうして六人なのか？」と尋ねてみると、「まず両親で二人。父方のおじいちゃん、おばあちゃんで二人。母方のおじいちゃん、おばあちゃんで二人」の合計六人になるのだそうである。なるほど、少子高齢社会の現代においては、父方、母方の祖父母がともに揃っていることは珍しくはないのだろうし、孫が一人っきりともなれば、その関心はその子一人に向けられる。

そのため、たとえば大学の授業において、隣の席の学生が貧乏ゆすりをするので授業に集中できない――といった瑣末なことでも、六人のモンスターペアレントからそれぞれ苦情の電話が大学にかかってくることがあるというのだ。

それだけ過保護にされてしまえば〝退化〟するのも頷ける。

光のまったく差してこない洞窟の中で生きている魚は目がなくなるし、人間にしても、ジャングルを出て生活をしているうちに必要のないしっぽはなくなった。冗談抜きでそれと同じことである。六人のモンスターペアレントによってすべてのことから守られているため、周りの感情などを感知する能力がなくなっているわけである。

これは、フシギちゃん本人のせいではなく、保護者の問題であるには違いない。**そうして生みだされたフシギちゃんは、天然素材などではなく、必要な感性を退化させてしまった不完全な存在＝失敗作でしかないことになる。**

日本ではいま、こうした存在が急増しているのだから、将来が危ぶまれる。この話を私の尊敬する長老にお話ししたら、その方曰く「今、日本中でカーリングばかりしてる。両親が一生懸命ホウキで先を掃いたあとから子どもが石を投げるのだから、彼等が一人前になるはずがない」。政治も親達も社会や子ども達の不安定を除去しようとばかりしているからダメなんだ、社会は不安定な時ほど活性化するとおっしゃる。さすがに古老は鋭い。かつて本田宗一郎や松下幸之助が出た時頃の日本は不安定だった。しかし活気に満ちていた。今、日本は安定してきたけど活気が失なわれている。

ただし、こうした危機感を持たなければならないのは日本に限ったことではない。中国でも韓国でも、モンスターペアレントと呼ばれるべき存在は増えているのだから、これからフシギちゃんが世界中で増殖していくことは間違いない。

■ジャーナリスト不在の日本のマスコミ

空気を受信できないわけではなく、周囲からの批難を恐れて孤立する勇気を持たないために空気を読んでいる人たちのケースに話を戻したい。

こうした人たちは、周囲の空気を読んでいるだけではなく、「空気の醸造」を手伝っているともいえる。

身の回りに一〇人の人がいれば、Aさんの空気は、Aさんを除いた九人が創っているものだということはすでに書いた。

どうしてそうした現象が起こるのかといえば、**孤立して批判を受けるようになるプレッシャーに耐えられないという「個々人の心の弱さ」が根本的な原因としてあるわけだ。**

一〇人それぞれに、それぞれがそうならないための空気を創っているということである。そうした中で自分が孤立した立場にならないための防御装置として、村八分的な状況が創出されることもある。つまり、いまでいうイジメの構図が生まれるわけである。

また、個々人の心の弱さとともに、空気を醸造するうえで不必要に大きな役割を果たしているのがマスコミである。

ひと言でいえば、日本にはジャーナリストと呼ぶべき人たちがほとんどいないことに問題は起因する。「○△テレビの局員やアナウンサー」「○△新聞の記者」がいるのはもちろんだが、彼ら一人ひとりは、ジャーナリストであることにプライドを持っているのではない。彼らは、「○△テレビ」や「○△新聞」の社員であることにプライドを持っているサラリーマンに過ぎないのである。

アメリカにおいては、ジャーナリストは権威の皮を着ない「無冠の帝王」だと言われた時代もあったが、その発想はいまでもそれほど変わっていない。自分の目で見て、正しいと思ったことを放送したり記事にする。イラク戦争にしても、そうした姿勢で報道していたため、クビになった記者もいた。実際にアメリカの『ニューヨーク・タイムズ』で、そうした理由からクビになった記者が出たときには、イギリスの『フィナンシャル・タイムズ』が即刻、その記者を雇い入れたという例もある。こうした部分にこそ、ジャーナリズムの本当の存在価値があるわけだ。

しかし、サラリーマン集団でしかない日本のマスコミにおいては、自分が正しいと思うことを報道するのではなく、周囲の空気を読んで報道することになる。

新聞はまだしも、テレビ各局の報道にどれだけの違いが見つけられるだろうか。ほかの新聞はどう書くか、ほかのテレビ局はどう放送するか、ということを気にして、他紙、他局と論調を合わせるのが至上命題であるかのようにやっているふうにしか見えないのである。

アメリカの新聞を二紙読めば、それぞれに違う見方が提示されているのがわかるはずだが、それは真のジャーナリストが記事を書いているからだ。

しかし、日本のジャーナリズムにおいては、それぞれの会社に帰属・従事するサラリーマンが報道を支配している。したがって、何かニュースがあった時、チャンネルを回して聞く必要は全くない。なぜならどの局も同じ論調で報道しているからだ。チャンネルを回すならCS放送のCNNかBBCにした方がよい。同じニュースでも日本のテレビ局とはずいぶん違う報道をしている。

こうした状況から、日々偏った世論形成がなされていって、それが会社内や町内における会話やムードの方向性、つまり空気を創っていくことにもつながっているのである。

■「迎合」の連鎖

マスコミがこうしたかたちで世論形成をしていることについては、政治家もバカバカしいと感じていないわけがない。しかし、そこでマスコミを批判することによって、自分が叩(たた)かれるようになってしまえば、選挙で落選もしかねない。それを避けるために政治家も、マスコミに迎合する。

今の世の中は「迎合」の連鎖で成り立っていて、その結果として、「無気力な空気」が漂っている。

報道系のテレビ番組を観ていればわかるはずだが、「ここでは司会者にはこう言ってほしい」という〝視聴者の多数決的要望〟にうまく応えられる〝迎合主義〟のキャスターやタレントばかりが名を連ねるようにもなっている。

本人たちはそれがジャーナリズムと解釈しているのかもしれないが、勘違いも甚だしい。ここでこうした発言をすれば視聴者に喜ばれるはずだと取り繕っていくやり方は、視聴率を上げて自分の人気を高めるための「商業主義」ではあってもジャーナリズムではない。

その違いもわからない人間がマスコミに交じっているというのではなく、マスコミには〝およそそういうタイプの人間しか見当たらない〟といったほうが現実に近いのだから、どうしようもない。

■コメンテーターというお仕事

ずいぶん昔の話だが、現在はニューヨーク・ヤンキースで活躍する松井秀喜がまだ高校生だった一九九二（平成四）年の夏の甲子園でのことだ。

このとき松井は星稜高校の四番打者だったが、対戦した明徳義塾が、五打席連続で松井を敬遠し、松井に一度もバットを振らせないまま勝利した試合があったのだ。この当時にはずいぶん物議をかもして〝事件扱い〟された一件である。

試合翌日、私は生放送の朝のニュースショーに出ていたが、番組の司会者が一方的に明徳義塾を責めて「松井がかわいそうだ」と言うので、私はこう返した。

「何がかわいそうなんですか？　ここで五打席連続敬遠されたというのは、それだけ評価されているということなんだし、すぐにものすごい契約金を積まれてプロ野球入りもできるのだから幸せですよ」と。

すると、「いや堀さん、お金の問題だけじゃなく、松井自身は打ちたかったでしょう」と切り返されたので、私は言った。

「それは松井は打ちたかったでしょうけど、あなたは高校野球が何のために行われているのかをご存じですか？　松井にヒットやホームランを打たせるために甲子園をやってるわけではないんですよ。それぞれのチームが技と知恵を競い合って、いかに勝つか、ということでやっているんだし、その姿勢が美しいんです。そのためには、バントもやれば盗塁もやるし敬遠もする。敬遠なんて、そもそも敬うという字が使われているくらいだし、そういう選手とすれば、やられて仕方がないものなんですよ」百歩譲っても監督の指示で敬遠した明徳のピッチャーには何の非もない。星稜の監督もマスコミにおもねて「勝負してほしかった」と語っているが、「ならば松井を一番にしたら。試合開始と同時に敬遠はやりにくいですよ」とコメントした。

こうしたコメントは、司会者に評判が悪かっただけでなく、視聴者にも相当の不評を買ったようで、番組には抗議の電話が殺到したのである。

この一件で私は、そのニュースショーのコメンテーターといった役割が嫌になり、自ら番組を降りた。

私の親友である音楽家の三枝成彰（さえぐさしげあき）氏にも似たことがあったという。別のワイドショーにおいて、出演者のほとんどが野村沙知代（さちよ）バッシングをしているようになっていたなかで、聞きようによっては野村沙知代擁護と取れる発言をしたことで、やはり抗議の電話を鳴り響かせてしまい、番組を降りた。

結局のところ、こうした場面においては、〝迎合〟のほかには何も求められてはいないわけである。

「松井はかわいそうだったし、打たせてやりたかった」「野村夫人は救いようがない悪妻だ」

というように、大多数の視聴者が考えていそうなことを代弁していれば、それで役割は果たせていたわけだ。

それとは逆の意見を口にした場合には反発を買うだけなのだから、生産性はまるでない。こうした場面においても「空気」に合わせることがすべてになっているのだ。

マスコミ所属のサラリーマンではなく少数派のジャーナリストとしてやってきていたはずの人物が、気がつけば各局のワイドショーから引っ張りだこのコメンテーターになっているという例もある。こうした人に対しては、「うまい商売のやり方をしていますね」と言うほかに、かける言葉は見つけられない。もちろん皮肉の言葉であるのは断るまでもないのだが。

空気を読んで、それに合わせた気の利いたことを口にしていれば、食べていくには困らないという、迎合主義の生き方のいい例である。

■一流を目指すのならば、空気は読むな！

空気を読むということが、生きていくため、生き残っていくために〝必要な技術〟であるのは否定できないし、こうした技術を持っていることの価値はたしかに認められる。

だが、空気を読むことを大前提としてやっている限りは、ナンバーワンはおろか、ナンバーツー、ナンバースリーにもなれないのは火を見るより明らかだ。

空気を読んで、周りに合わせているだけでは一流にはなれない。それでなれるのは〝一流の空気読み〟すなわち〝迎合主義のスペシャリスト〟でしかないのである。

その理由については、説明する必要もないほど、当たり前のことだ。

「一流」とは、時代を切り拓いていくような人物に対して用いられる言葉であるからだ。

空気を読んで人に合わせているのとは対極で、人がやらないこと、考えもしないことをやっているから時代が切り拓けていくということである。

人に合わせることだけに徹していて、時代を切り拓くことなどができるはずがないのは自明の理だ。そして、現代は「自分の頭で考えて、人とは違ったことをやらなければならない時代」である。

読みたくても空気を読めないフシギちゃんであれば、組織の中では「無用の存在」でしかないのはもちろん、空気が読めたとしても、それに従ってばかりいるのでは「大多数のなかの一人」という位置を決して抜け出せないということである。

だからこそ私は、サラリーマンや若者たちには、空気を読んでばかりいて、こぢんまりとおさまってしまうな。「空気を読むな！」と言いたいわけである。

いまの日本経済は危機的状況に陥りかけているが、空気を読むのを第一に考えた状況を打破しない限りは、このままズブズブとやられていく一方になるのは間違いない。

そしてそれは、日本や企業に限ったことではなく個人にとっても同じことなのだ。

政治家のなかにも空気を読もうとする人間ばかりが多いのは困りものだが、小泉純一郎元首相が空気を読みながら行動していたかといえば、まったくそうではないはずだ。空気を読もうとなどはしないで敢然と立ち上がり、「小泉流」としか呼べないようなやり方で改革を進めていったのである。本書では、その改革の成果についての是非は問わない。ただ、空気を読んでいる人間が歴史を変えられるかといえばそうではなく、空気を読まない人間が歴史を変えていくのは間違いない。

さらに踏み込んで言えば、「新しい空気を創った人間」が歴史をつくっていけるのである。

■リーダーの資質とは

空気を読む能力というものは、ないよりはあったほうがいいのはもちろんだ。

さまざまな場面において、どのような決断をするかは別にしても、どういった空気になっているかは知っておくに越したことはないからである。

たとえ空気に逆らった決断をするにしても、空気が読めていたなら、それを考慮した言い方などもできてくる。

空気を読む能力を身に付けたおいたほうがいいというのは、立場を問わずに言えることである。**しかし、二流、三流の人間にあまんじるつもりがないのなら、空気には支配されずに、自分が正しいと思うことを主張していくようなタイプにならなければならない。**

組織の中で働いている人などからすれば、空気を読む達人のようなタイプばかりが出世していくのではないかと思っているかもしれないが、経営を任せられるような真のリーダーには〝空気に支配されない人物〟が選ばれるものなのだ。

本書の冒頭では、経済界の常識を破って成功したＨｏｎｄａ（本田技研工業）の例も挙げているが、世間一般的な見方は理解していながらも、その常識にとらわれずに挑戦できたところに本田宗一郎社長（当時）のリーダーとしての凄みがあったと言えるだろう。

近年でいえば、ドン・キホーテなどもそうである。流通の世界では、マーケティングや営業の常識というものが培われてきていて、デパートやアパレル店などでは、展示する商品を極限まで絞っていくのが常識的なスタイルになってきている。そんななかで、ドン・キホーテの安田隆夫CEOは、業界用語で「圧縮陳列」と言われる方法を取り入れた。商品陳列の常識からすれば、ほとんどナンセンスとしか言えないようなやり方で、極論すれば「最低」とも「ありえない」とも言っていいような店づくり（店舗なのか倉庫なのかもわからないような陳列方法の導入）をしていき、そのことが結果的に、消費者に宝探し的感覚を与えて、滞留時間と売上を伸ばしていったのだ。

〝時代の空気〟を読みながら構築されてきたはずのマーケティング理論であっても、その逆をいくことで勝算が出てくることもあるわけである。

たとえばユニ・チャームという会社は現在、日本の紙おむつシェアでは五〇％ほどを占めるようになってきているが、紙おむつの世界的ブランドであるパンパースが全国発売されるようになった一九七九（昭和五十四）年から長らくは、パンパースの販売元であるプロクター・アンド・ギャンブル（P&G）が九〇％を超すシェアを握っていたのである。

このP&Gは、「世界一、マーケティング戦略に長けた企業」と言われていて、P&Gに立ち向かって成功することはありえないというのが常識であり、P&Gの前ではおとなしくしているのが世界中の空気になっていた。それにもかかわらず、P&Gのマーケティング戦略の逆を行き続けたとも言えるユニ・チャームが結局、これだけのシェアを占めるようになったのだ。九〇％を占めていた会社が一〇％程度になり、ゼロだった会社が五〇％をになったのである。空気に流された選択をしていたならば、こうした成功はあり得なかった。

戦後の日本人が誤った受け容れ方をしたとも言える〝エセ民主主義〟においては、できるだけ摩擦のないように周囲の意見をうまくまとめていける司会タイプや座長タイプの人間が求められがちになっているが、彼らがリーダーなのかといえば、そうではない。彼らはあくまで司会や座長に過ぎず、その立場を超えたリーダーになろうとしたならば、すぐに限界が見えてきて、組織は成長を止めてしまうものである。

そうではなく、その空気を打破する挑戦ができるリーダーがいてこそ、組織は成長していくものなのである。

■空気を「突破」する力

空気を読めないのか、空気を読まないのか……と、個人個人の性質が顧みられることもあるだろう。空気を読めないのと読まないのとではまったく違うし、読みたくても読めないのでは論外である。

ただし、その違いにこだわりすぎていてもしょうがない。

結局のところ、空気とは、読むものであるだけでなく「創るもの」であり、空気を創りだせる人間にならない限りは、先が知れている。

さらに極端にいえば、「空気なんてクソくらえ!」と考えられるくらいの気骨を持ってほしいということである。

空気に縛られてばかりいては仕方がない。

空気を読む能力はあったほうがいいと書いたばかりだが、空気を読んでそれに合わせてばかりいる人間が空気を読めない人間をバカにしているというのは「目くそ鼻くそを笑う」と変わらない。小利口な生き方をしていれば、少しくらいは得をできるのが現代の世の中であるには違いない。しかし、その段階で留まっていたのでは、大きなことなどができるはずはないのである。

繰り返しになるが、空気を読めないよりは読めたほうがいい。

それでも、空気に合わせているだけではなく、その先を突破していかない限りは、明日が拓けていくはずなどはないのである。

第二章　空気を読んでいるだけでは生きていけない時代

1　組織のスペシャリストは必要とされない！

■「株式会社○△×のスペシャリスト」とは何か？

ほかの国では考えにくい「日本のビジネスパーソンならではの特色」がどういう点にあるかはおわかりだろうか。それは、それぞれのビジネスパーソンが、自分の勤めている会社の中で〝その会社のプロ〟になっているということである。

企業に就職したあと、最初に営業職に就き、次には工場の庶務課へ行き、本社の人事部を経て、ニューヨーク支店勤務となり、帰国後は総務部長のポストにおさまる――。

日本の企業のなかでは、珍しいパターンでもなんでもなく、当の人物に対しては、一定の成功をおさめたとして拍手を送られることにもなるだろう。だが、外国のビジネスパーソンから見れば、これはかなり珍妙なビジネス人生に映るものだ。

「それで結局、あなたは何をやりたかったんですか？」「あなたは何のスペシャリストなんですか？」

と尋ねたくもなるはずだ。そして、当の日本人は、そう質問されても何も答えられない。強いて言うなら、「株式会社○△×のスペシャリストです」というほかに言い方は見つけられないからである。

こうした人というのは、ハッキリいってしまえば、すべての分野におけるシロウトである。

営業のシロウトで、人事のシロウトで、海外勤務のシロウトで、総務のシロウトだ。それで定年までの仕事が務まってしまうというのがそもそもおかしいことであり、こうした人は、途中で外資系企業に転職しようとしても、まるで通用しないのは明らかである。

「株式会社○△×のスペシャリスト」ということはつまり、「株式会社○△×における空気読みのスペシャリスト」のようなものであり、そのほかには何の職能も身に付けてはいないことになる。

営業や人事などひと通りのことはわかるといっても、すべてが中途半端で、別の会社に移ったとしても役立てられるほどのレベルには達していない。

何かと批難されがちな公務員にしても、ノンキャリア（幹部候補グループ＝キャリアに対して、一般の公務員）に関していえば、この点については多くの企業人よりマシである。なぜならば、霞ヶ関に勤める大半のノンキャリアは、クロウトとして定年までの仕事を全うすることになるからだ。たとえば、財務省で税金を扱う官僚は、一貫して税金を扱うことになる。それも、所得税が担当ならば一貫して所得税、法人税が担当ならば一貫して法人税となるものなので、それについては完全なエキスパートになっていく。

これに対してキャリアは、あっちの部署へ行ったりこっちの部署へ行ったりとしながら、異動のたびに出世していくものなので、「株式会社○△×のスペシャリスト」とも変わらない。「キャリアのスペシャリスト」みたいなものである。世の中のどこに行っても役に立つ存在になれるのかといえば、まったくそうではないのはもちろんだ。戦時中、航空隊の司令に砲術等の出身将校で、飛行機には同乗者としてしか乗ったことのない人が帝国海軍や陸軍に沢山いて、マンガみたいにくだらない話が沢山あった。しかし現代の大企業でもそれを笑えないような役員人事に出くわす。年功序列第一で真の専門性は問わない日本人の特性は七十年たっても、たいして変わっていない。

■「シロウト芸」を許容する文化

冗談のような現実の話だが、五十歳になってリストラに遭った人から「堀さん、相談に乗ってください」と頼まれて、「それであなたには何ができるんですか？」と確認してみたところ、「部長なら務まります」と返されたことがある。そんな言葉を聞かされたならば、「ダメだ、こりゃ」とひっくり返りたくなる。

その時点で、相手がどういう意識でいるのかは充分に察せられるものだが、念のために「何の部長ができるんですか？」と尋ねてみると、質問の意味自体がわからないというように「はっ!?」と返されたのだから話にならない。

欧米のようなスタイルであれば、営業なら営業、マーケティングならマーケティング、生産管理なら生産管理というように、それぞれの分野のスペシャリストになっていく。食品の営業から電化製品の営業へと変わった場合などには専門知識も違ってくるので最初は苦労もする。しかし、それにしてもすぐに、それまで培ってきていた営業の知識と技術を応用することで、スペシャリストとしての腕をふるえるようにはなっていくものだ。

だが、「株式会社○△×のスペシャリスト」「株式会社○△×における空気読みのスペシャリスト」では、まるで応用が利かないお荷物にしかならない。

周囲の空気に合わせることばかりが重要視されていたせいか、日本ではこれまで、さまざまな分野でシロウトを許容しすぎていたとも言えるだろう。

現在はある県の知事を務めている人物だが、もともと民放のアナウンサーだった人が参議院議員として初当選した際、テレビの生中継で「当選おめでとうございます。ところであなたは、これから国会議員として何をやっていくのですか？」と尋ねてみたことがある。すると、その人からは「それについてはこれから一生懸命勉強して考えていきたいと思います」と返されたのだから驚いた。

私はつい、「ふざけたことは言わないでほしい。あなたは当選してから勉強するんですか？　国会議員として、国民を代表して日本の政策を決めていく立場になった人が、当選してから勉強するというのは筋が違うんじゃないですか。勉強してから当選してほしいものだ」と、いくぶん声を荒らげた。

すると相手は「いや、いま私は謙虚に言ったつもりで、実際は私も……」と反論してきたので、「それは、謙虚かどうかの問題ではなく、考え方が根本的に腐っている」と返している。そのため、テレビ局の人間を怒らせてしまい、ここでも番組を降りることになった。

こうした〝シロウト芸〟を許容する文化ができあがっているのは日本ならではのことであり、この背景を考えるならば、「実(じつ)より空気」を優先している風潮があるからには違いない。

■「世界の格差」の実態

「二流、三流の人間にあまんじるつもりはないのなら、空気には支配されずに、自分が正しいと思うことを主張していくようなタイプにならなければならない」と書いたが、そんな悠長なことを言ってはいられない時代が近づいてきているのもたしかだ。

どういうことかといえば、**「たとえ二流、三流であっても、周りから差をつけられない範囲で、生活に不自由しないのならば、それでいい」という考えはできなくなってきているということである。**

私は最近、インドのニューデリーとムンバイ（旧名、ボンベイ）に視察に行って、日本企業の工場なども見せてもらったが、インドにおける「格差」はものすごいことになっていた。

格差問題がさかんに訴えられるようになっている日本だが、まだまだ格差と言えるほどの格差は出ていないようにも感じられるほどだ。

日本であれば、大卒の新入社員と、工場で働いている高卒一〇年目の社員の給料を比べたら、たいしてかわらない。しかし、インドではそうでない。工場労働者、建設現場の作業員、大卒の新入社員と、それぞれの給料の差は驚くほど大きい。

私が視察した工場の傍では、新しいビルが建設中だったため、日本でいう飯場のようなものができていたので、そこで働いている作業員の給料はいくらかと尋ねてみた。すると彼らの収入は、一日およそ一ドル、要するに一〇〇円ちょっとに過ぎないというのである。ひと月に二五日働いたとしても、二五〇〇円、一年間それを続けて年収が三万円程度にしかならないわけだ。

建設現場の作業員よりは工場労働者のほうがはるかに待遇がいい。月収は一万円程度というのだから、年収で言えば一二万円くらい。

そんななかで一般の大卒の人間の給料は月三万円程度になるという。日本とは物価の違いも大きいので、低すぎるという印象を持たれた方も多いだろう。しかし、それにしても、年収は三六万円程度になるのだから、工場労働者の三倍、建設現場の作業員の一二倍になっているわけである。

ここまでの話を聞いても、まだそれほど驚かない人もいるかもしれないが、次の段階がとにかくすさまじい。

インドにはＩＩＴ（Indian Institute of Technology＝インド工科大学院）、ＩＩＭ（Indian Institute of Management＝インド経営大学院）という専門教育に特化した優秀な学校が存在している。ＩＩＴはインド版マサチューセッツ工科大学、ＩＩＭはインド版ハーバード・ビジネススクールのようなものである。ＩＩＴに落ちてＭＩＴ（マサチューセッツ工科大学）に合格する場合も珍しくはないというのだから、そのレベルがどれだけ高いかは察せられよう。

このＩＩＴやＩＩＭを卒業した人たちの初任給はおよそ八〇万円、年収にすれば一〇〇〇万円にもなるという。

建設現場の作業員の三〇〇倍以上で、工場労働者の約八〇倍、一般の大卒者に比べても三〇倍近い差になっているのである。

年収一〇〇〇万円といえば、日本の大卒新入社員よりはるかに高給で、三十代、四十代の企業の中間管理職の年収とも差のない額である。

そんな比較をするまでもなく、年収三万円程度で生きている人がいるなかでの年収一〇

○○万円という金額が、どれほどの価値を持つか。想像しにくいほどである。

■ハリジャンからセレブへ

これほどの格差がありながらも、インドではそのために暴動が起きるわけでもなければ、そのことが問題視されることもない。

そうした社会の中で子どもたちや青年は、どうしたら自分もＩＩＴやＩＩＭに行けるかと考えているのである。

カースト制度において人々は、バラモン（司祭）、クシャトリア（王族・武士）、ヴァイシャ（平民）、スードラ（奴隷）という四つのヴァルナ（種姓）に分けられるが、そのどれにも属さない「ハリジャン」と呼ばれる人たちでも、そこを目指す。

インド政府もそのあたりについてはよく考えているもので、ハリジャンに対しては入学の特別枠のようなものを設定しているので、その枠に入れたハリジャンは、そこで一躍、文字どおりの〝セレブ〟になるのである。

つまり、言葉を失うほどの差があるインドの格差にしても、こうした能力主義で貫かれているため、誰も不平は言わないのだ。

格差社会に失望したといって、何の罪もない人たちを無差別に殺してしまう通り魔事件を起こす者があらわれる日本に対して、ハリジャンなどとされている立場であってもセレブになることを目指して必死に勉強をして明日を夢見ている若者がいる国もあるわけだ。

そのどちらの国の将来が明るいか考えてみて欲しい。

■三十代で年収三〇〇〇万円は当たり前！

格差が歴然としてきているのはインドに限らない。

最近、ビジネス面でのつながりが大きくなってきたベトナムにしてもそうだ。

工場労働者の給料は月に一万円くらいだが、そのなかで班長的役割を果たすようになれば、給料は五万円くらいにまで跳ね上がる。

日本の工場においては、これはなかなか考えにくい。ベルトコンベアのラインで作業している社員に比べて、その管理をしている社員の給料が五倍になっているというのであれば、その時点で大問題になってしまう。こうした場合、両者の給料を比較すれば、二割増し、三割増しといったレベルで落ち着いていることがほとんどだろう。「学歴社会」と言われることが多い日本でも、それほど極端な差は生まれていないことになる。

そもそも、世界の中で見れば、学歴によって付けられる境遇面での格差は、日本はもっとも小さいと言えよう。アメリカやヨーロッパ、韓国のほうがよほど格差ははっきりとしている。

日本では、ちょっといい大学に入ったり、名の知れた企業に入社したらすぐ「エリートコースに乗った」などといった表現が用いられるものだが、ヨーロッパにおいては真の意味でのエリートが存在する。アメリカにしても、学歴から生まれる賃金格差は日本の比ではないほど大きいものがある。

中国にしても、優秀な人材には惜しまず対価を払う風潮はできている。統計的なものがほとんど出されていないため、はっきりとしたことは言えないが、中国人のうちの一億人くらいは一般の日本人よりはるかに裕福だ、という説もある。そこまで多くはないとしても、三十代で年収三〇〇〇万円以上になっている人たちなどは、北京や上海において珍しくはなくなっているのは事実である。

日本において、三十代にして年間三〇〇〇万円を稼げるのは、起業家のほかには、クリエーターやスポーツ選手といった特別な仕事に就いている人たちくらいだろう。一般の企業に就職した三十代の人の年収が三〇〇〇万円を超えていることなどはほとんどないはずだ。しかし、中国ではそれが現実になっているのである。

■日本にも到来する「新・格差時代」

このような状況を知ったとき、日本の状況のほうが健全で、インドや中国、そしてアメリカなどのほうがおかしいと感じる人も少なくないことだろう。だからこそ日本では、これだけ格差問題が議論されているわけだが、今後の経済の行方を考えたならばどうだろうか。

すでに書いているように、**協調を尊重したベルトコンベア的作業が有効に機能したキャッチアップの時代はすでに終わり、商品やサービスの創出においてはどれだけ差別化ができているかが問われる時代になっている。**

そんなときに、いつまでも「一億総中流社会」を良しとしていられるかといえば、そうはいかない。

人々の先頭になって、商品開発や経営を指揮する「リーダー」と「それ以外の人」とに、否(いや)が応でも分けられていくことになる。

そのことを考えたならば、いまの日本は、欧米はもちろん、インドや中国といった国に対しても〝リーダー育成〟という面で、明らかな後れをとってしまっているわけである。韓国や台湾と比べてもそうなのだから、今後の国際競争力がどうなっていくかを予想してみれば、危機的状況が見えてくる。

■「空気読み」の居場所がなくなる日

日本の企業のなかでも明確な意識改革はなされてきている。

かつて私が勤めていた三菱(みつびし)商事では、大規模な社内改革が行われた。数年前に、五十代の社員を対象として大量の希望退職者を募り、そこから人事・報酬制度の大胆な改革を断行していったのだ。

ごく簡単にいえば、年功序列型といえる横並びの年次・年齢主義から脱却し、「実績重視」にシフトしたということである。三十代、四十代の「幹部教育」に力を入れて、優秀なリーダーを増やしていく。そして、リーダーとしての力を発揮できるようになった者にはそれに見合った報酬を与えるようにしたわけである。

こうした改革の成果は、驚くほどはっきりと出ている。

二〇〇三（平成十五）年には、税引き前利益は六一〇億円だったのに対して、二〇〇七（平成十九）年には六〇〇〇億円になり、改革は成功したといえる。

このように、同じタイプの社員が集まった組織であることから脱却しようとしているのは三菱商事だけには限らない。

各国の企業のリーダーがその力を存分に発揮しているところを目の当たりにさせられている影響もあるのだろう。グローバリズムを肌で感じて、自分たちがどれほど後れをとりだしているかを痛感させられたためだとも考えられる。

現在の企業においては、年収一〇〇〇万円の中堅リーダーを五人雇用し続けているくらいなら、三〇〇〇万円の価値がある真のリーダー一人をスカウトしてくるか、二〇〇〇万円のリーダーを二人雇って、残りの一〇〇〇万円は人件費以外のところに回そうと考えるようになっているのである。

このことが何を意味するかはおわかりだろうか。

要するに、これからの日本企業においては、空気を読むことだけに長(た)けている中堅リーダーなどは重宝されなくなるどころか、雇用の保証もなくなるということだ。

日本社会が培ってきた文化を考えてみたならば、いきなりインドほどの賃金格差が出ることはたしかに考えにくい。

しかし、それぞれの企業が「生き残り」を考えなければならなくなっているのはたしかなのだから、今後の日本では、数千万円の収入を得るリーダーと低収入の単純労働者に分けられていき、その中間の人間は価値をなくしていくのは間違いない。

それはつまり、「株式会社○△×のスペシャリスト」で通じる時代は終わったということを意味する。

そんななかで、社内の空気ばかりを読もうとしているのでは、かえって自分の居場所をなくしてしまうことになるだけである。

2　日本を引き離す、「世界」の現実

■「貧すれば鈍する」日本

半径何メートルといったレベルではないかと思われるほどに狭い〝自分の周りの空気〟に気を遣い、その動きを事細かく把握している一方で、一歩その外に出てみたときには、世界では何が起きているか、ということに関して、驚くほど無知で関心がない。

そんな日本人は本当に多いものである。

日本国内のことでもそうだし、国際社会の政治経済のこととなれば、それに輪をかけて無知になる。

真のジャーナリストがいない報道のなかでは、肝心な真実が伝えられにくくなっているので仕方がない部分もあるものの、いまの日本がどれほど深刻な状況を迎えているのかについてもよく理解していない人がほとんどだろうと思われる。

少子化が進んだうえに、ニートと呼ばれる非就労者も減らないどころか、年長のニートはそろそろ四十代にも差しかかろうとしている。それでいて、高齢者は増えているのだから、社会に無理がある。

この傾向がさらに進んでいったとき、労働者の税金で高齢者の生活を支えていくためには、どうしなければならないか。

高齢者に不自由をさせないためには、税率を八五%などといったところに設定することがあってもおかしくはないのである。

ただ、それで月給三〇万円のサラリーマンの手取りが四万五〇〇〇円になるとすれば、バカらしくて働き手はいなくなってしまう。では、どうするか……と考えて、「年寄りに貧乏してもらおう」となっているのが現在の日本の国家政策なのである。

それはつまり、戦後の復興のなかで、身を粉にして働き、裕福な現在の社会を築いてくれた人たちから、その苦労に見合った豊かな老後を取り上げることによって、全体を「調整」しようとしているということである。

まったく必要もないようなところでは論外の予算をかけていながら、一方では財源が足りない、年金をどう賄うか、と四苦八苦しており、それで結局は非道な話になっているのが日本の政治である。

後期高齢者医療制度にしても、そうした流れにおいて老人に泣いてもらおうとつくられた制度であるのは言うまでもない。そして、こうした問題にばかり追われてしまっているため、教育をどうするか、国際競争力をどのようにつけていくか、といったことにまでは手がつけられないままになっている。

「貧すれば鈍する」というが、いまの日本はまさにこの言葉どおりである。

目の前の財政赤字解消に追われているため、グローバリズムの中で日本を引っ張っていけるリーダーを育てられず、国がどんどんと貧乏になっていく図式を高速回転で進めているのである。

老人を犠牲にしようとしているということには気がついていても、そうした根源的な問題については、一般の日本人はもとより、マスコミのなかにも政治家のなかにも気づいている人はそれほどいない。戦前も戦後もそれほど変わらないことだが、あまりにも狭い視野のなかでしか物事を考えられない無知ぶりがこうしたところにも見られるわけである。

戦後の日本は本当に貧しかったので、一度そこに戻ってしまってもいいのかもしれないが、現実として、いまの日本はそういう地点に加速度的に近づいているということは少しも大げさな話ではないのである。

バブル崩壊後、本質的な意味ではいまでも立ち直りきってはいないことにしても、**日本人には空気を読むことに長けた中堅幹部向きの人間ばかりが多く、広い視野で世界の動きを捉**（とら）**えられるようなリーダーが不足していることに起因している。**

■サブプライムローン・ショック

そして今度は、「サブプライムローン・ショック」の影響を受けて、アメリカの景気が悪化していくと、アメリカの景気に依存している部分が大きい日本の景気も、足並みを合わせて悪化していった。こうした問題についても、その背景をどれほどの人が理解しているだろうか。

まず簡単にサブプライムローンの説明をしておこう。これをそのまま直訳すれば「信用度の低い人向けのローン」である。

プライム（prime）には「優良な」という意味があるように、プライムローンといえば、対象者の年収や暮らしぶりから、返済に不安が持たれない優良な人向けの住宅ローンのことである。

いっぽう、サブウェイ（sub-way）といえば地下鉄、サブマリン（sub-marine）といえば潜水艦を意味するように、サブ（sub）には「下の」という意味がある。つまり、サブプライムローンとは、それまでの基準でいえばローンを組ませることができないような〝優良ではない顧客〟を対象とした住宅ローンのことである。

審査基準がゆるいうえに、借り入れ当初の数年間は金利を抑えるかたちになっている場合も多く、誰もが気軽にローンを組めるようになっている。そこで、どんどんお金を動かせていけるようにするために〝貸し渋り〟をなくしたのだ。

きちんと返済できるかが不安な人にローンを組ませないのは、回収が破たんするのを避けるためには当たり前の話だが、そうした対象にまでローンを組ませればビジネスは一気に拡大する。それを実現するために、貸したお金を証券化して、リスクによって切り分けながら「再販売」していくかたちをとったわけである。

二次、三次、四次と、下に行くほどリスクはどんどんと大きくなっていくが、利回りは、一般の債権よりもいいように設定されている。住宅価格の上昇は続いていくものだという前提のうえに成り立っていた金融商品であるが、感覚的な部分でいえば〝インチキ商品〟と呼びたくなるようなものでもあったのだ。

■人類最高の英知が開発する「インチキ商品」

そんな金融商品を誰が開発したのかといえば、世界最高峰の教育機関であるハーバード大学（マサチューセッツ州）やスタンフォード大学（カリフォルニア州）を卒業したような秀才たちである。

こうした教育機関というのは、アメリカに限らず世界が共有する財産と言え、同じようにそこを優秀な成績で卒業していく一人ひとりは、〝世界の財産〟と言うべき存在である。人類すべてで共有すべき英知がその人の頭に詰まっているからだ。

彼らが教育者、政治家、経営者として世界で活躍していけば、世界中が幸せになっていくのは疑いようがないことだ。だが、実際はそうはしないで、インベストメントバンクなどに入っていく者が跡を絶たない。

インベストメントバンクとは、証券引き受けや企業買収などを行う「投資銀行」とも呼ばれる金融業者の総称である。

どうしてそういう道を選択する者が多いのかといえば、単純な話、ひっぱりだことされているうえに、年収がもっとも高くなりやすいからだ。その時点ですでに、〝世界の財産〟

としての期待を裏切ってしまっているうえに、そこで世界最高峰の頭脳を働かせ、サブプライムローンのような怪しげな金融商品を開発しているのだから嘆かわしい。

サブプライムローンに関して言えば、住宅価格の上昇が止まったことで、不良債権化が始まったわけだが、その債権は三次、四次……と小口化してさまざまな金融商品になっていた。そのため、誰がどれだけサブプライムローンに関する商品を持っているかはわからないと、互いの疑心暗鬼を呼び合い、信用収縮を起こしてしまった。

そこで、所有していた株や金融商品を手放す機関や個人が増えたことから、株価の急速な下落につながったのである。

日本の株価が落ちたのも、その影響があったのはもちろんだったが、サブプライムローン・ショックの直接的影響を受けたわけではなく、二次的、三次的な影響があったと見なければならない。サブプライムローン・ショックの影響を受けてアメリカ経済が危機に陥ったので、アメリカの景気に依存している部分が大きかった日本の景気も落ちていき、サブプライムローン・ショックとは直接関係がないところでも株価を下げていったのである。

たとえ世界市場をにらんだビジネスに就いているわけではなくても、そうした動きには常に目を配っていなければ現実の動きについてはいけない世の中になっている。

■見出した「希望」

ハーバード大学やスタンフォード大学などを卒業した天才たちが、人類の英知を使ってヘッジファンドで金儲(かねもう)けをしているような現状に失望させられる一方で、それとは〝正反対の希望〟を見出(みいだ)せる「出会い」に恵まれた。

ベトナム人のピーターという三十四歳の青年と知り合うことができたのがそのきっかけだった。ピーターは、キートというパートナーと二人で、ベトナムに投資ファンドの会社を立ち上げて、十何人かの従業員を雇用するほどまでビジネスを拡げている人物だ。

それだけを聞けば、ハーバードやスタンフォードの卒業生たちと変わらないという印象を受けるかもしれないが、まったく違う。**やっていることも違えば、何より「志」が違うのである。**

何度かピーターと会っているうちに、三十四歳の彼は、六十三歳の私よりも〝大人〟と言える面を持つ本当に立派な青年だという感想を強くした。そこで私は、「どうしてそんなに大人になれたのか?」と尋ねてみると、「自分はそんなに立派なものではありません」と言いながらも、その半生を振り返ってくれた。

実際はかなり長い話だったが、要点だけをかいつまんで書いておく。

ピーターはホーチミン市（旧名、サイゴン）にある華僑（かきょう）の居住区であるチョロン地区に生まれたという。中国系の家に生まれたピーターの母親は、アメリカからベトナムに来ていたGIと恋愛して、未婚のままピーターを身ごもったそうである。そして、相手のアメリカ兵は、帰国しなければならなくなったとき、すぐにベトナムに戻ってくると誓っていたにもかかわらず、結局、そのまま連絡は取れなくなってしまった。

その後、ベトナム戦争によって国も街も荒れていき、生活が困窮していくと、父親のいないピーターは、九歳の頃から、ゴム草履を作る会社で働きはじめた。ゴム草履に開けられた三つの穴に鼻緒を通す係だったそうだが、日本でいえば、小学生のうちから、わずかばかりの賃金をもらうために工場で働くようになったのだ。

そうしているうちに十二歳になると、アメリカ人がベトナムの子どもの里親になってくれるという話が出てきたので、それに応募をしてみると合格できた。そこでニューヨークに渡って、小学校六年生に編入されたが、ピーターにとっては、それが〝生まれて初めての学校〟だったそうなのだ。

算数などができないのはもちろん、話し言葉である肝心の英語がまったくできず、ＡＢ

Cもわからないのに近い状態だったのだから、どうにもならない。そんな状況に戸惑っているうちに二か月が過ぎていて、「気がつけば夏休みになっていた」とも振り返る。

また、ピーターの里親になったアメリカ人は裕福だったわけではなく、むしろ、かなりの貧乏だったという。ピーターのほかに実の子が二人いたが、毎日、食べるものもろくにないような状態が続いていたそうなのだ。

そこでピーターはなんとかしたいと思ったが、アメリカでは十二歳の子どもを雇ってくれるところはないので、毎朝早くから街に行き、空き缶を拾い集めてクズ屋に売ることを始めたという。そして、そのお金を里親に渡すようにしたのがアメリカの生活の第一歩だった。

■明日を創るものに力を貸したい

アメリカに渡った七年後、非常に優秀な成績で中学・高校を卒業したピーターは、奨学金がつくかたちでコロンビア大学に入学した。六年生にして初めて、英語もまるで話せないまま小学校に通うことになりながら、優秀な成績でコロンビア大学に入ったことに私が感嘆していると、ピーターは言った。

「その代わり、それだけ僕は勉強しました。みんなが寝静まっているなかで徹夜で勉強していたこともしょっちゅうでした。僕は、ベトナム人とGIのあいだに生まれた子どもで、父親の顔を見たこともない。みなしごとも変わらない存在だったところで、アメリカの父に拾ってもらったわけです。それでいて、勉強もできないというのでは恥ずかしくてしょうがない。せめて勉強だけでもできるようになって、みんなに認めてもらいたかったんです。だから、アメリカに来てからの一年はとくに必死で勉強しました」と。

そんなピーターはコロンビア大学で大学院まで行ってMBA（経営学修士）も取っている。そして、その後には、ニューヨークのインベストメントバンクに勤めて高収入を得られるようになり、優秀なアジア人だから、ということで、香港の事務所に派遣された。

そこで勤務しているあいだに購入した上海のマンションとマカオのはずれの土地の価値が高騰し、三十二歳くらいで一生食べていくのにも困らないほどの大金を得たそうだ。

そうなったときにピーターは、いまの自分があるのは、ベトナムやアメリカや周りのみんなのためなのだから、その恩返しをしたいと考えて、ベトナムに投資ファンドの会社を設立することを決めたのである。

どうしてそんなビジネスを選んだのかといえば、「明日を創るものに力を貸したい」

という気持ちがあったためで、これから成長していこうとしているベトナムの若い未上場企業に投資していくのが有意義だと考えたからだという。

これも運命なのか、ファンドを立ち上げて間もないピーターと私は出会うことになり、そんなピーターに力を貸したいと思って、ビジネスパートナーになったのだ。

ピーターに対しては、アメリカの里親にはその後も会っているかどうかも確認しているが、その問いに頷いたピーターはこうも言っていた。

「定期的に送金もしていて、すごく喜んでくれています。アメリカの父親は、貧乏だったけど、とても心の広い素晴らしい人だったので、そうして恩返しできていることでは自分も嬉しいんです」と。

ベトナムの母親に対してもマンションを購入しているそうだが、そうしてできる限りのことをしながら、ベトナムの明日のことを考えているのだから、その志は本当に高い。

■ベトナムに橋を架ける

ピーターのパートナーである三十二歳のキートの半生も波乱に満ちている。

ピーターが九歳のころから工場で働いていたのに対して、キートは五歳のときには刑務所で過ごしていたというのである。

どういうことかといえば、キートの父親は南ベトナム政府の要人だったそうで、アメリカ軍の撤退後に北ベトナム軍が乗り込んできたとき、真っ先に処刑される恐れがあったためにボートでのベトナム脱出を図ったが、そこで沿岸警備隊に捕まったのだという。それでキートの両親は刑務所に送られることになったが、五歳の子どもだけを街なかに放り出しておくわけにはいかないので、やはり刑務所に収容されることになったという。

本来は、一〇年くらい収容されていることになるはずだった。当時のベトナムでは戦乱が続いていたため、ボートピープルとしてベトナムを脱出しようとする人たちが跡を絶たず、次から次へと刑務所に人が送り込まれるようになり、収容しきれなくなってきた事情から、キートと両親は結局、半年で刑務所から釈放された。

そこでキートの父親は再びベトナム脱出を考えて、キートたちとともに違法なボートに乗り込んだ。時間を空けずに再び刑務所に送り返されてもおかしくはなかったが、そのときは運良く、そのままマレーシアに着くことができた。そこからアメリカに渡って、のちにコロンビア大学に進むこととなった。

キートもまた、ピーターとは別のインベストメントバンクに勤めていて、やはり香港支社の駐在になったそうだが、そのころに二人で話し合い、**これからは個人としての成功や金儲けを考えるのではなく、「国のために尽くそう」と意見が合ったそうである。**

「艱難汝を玉にす」という古いことわざもあるが、こうした話を聞かされていると、本当にその言葉どおりだと実感される。

ピーターにしてもキートにしても、幼いうちだけを過ごしたベトナムでは少しもいい境遇にはなかったのである。それにもかかわらず、こうした気持ちを芽生えさささえ、〝ベトナムに橋を架ける〟という意味で、「ベトブリッジ」という会社を興したわけなのだから、サブプライムローンなどの商品を開発している人間たちとはまったく違うのがわかるだろう。

■「人の力になりたい」という発想

こうした人材のもとには、自然と人材が集まってくるものなのかもしれない。

「どうしても堀さんに紹介したい人がいるから」と言うピーターに引き合わせてもらったのが四十歳のサンだった。

この人の父親も南ベトナム軍の海軍の士官で、サイゴン陥落というときに脱出したというから境遇はキートに似ている。しかし、サンたちの家族は沿岸警備隊に捕まることなくなんとか脱出に成功し、流れに流れてテキサスに着いたのだという。

そこでサンの父親は、海軍士官学校のような施設に入ったそうだ。もともと南ベトナム軍では士官だったのだから、そのまま出世していってもおかしくはなかったが、英語が話せなかったため、その道は結局、閉ざされてしまい、ジャニターになったのだという。

ジャニターというのは清掃員のことである。床掃除なのか便所掃除なのかまでは聞かなかったが、海軍の士官だったような人ならば、そうした仕事に就くには相当な思い切りが必要になっていたはずだ。

そうしたなかでサンは、やはり苦労して勉強し、ハーバードを出てMBAを取っている。そしてアメリカ最大級のインベストメントバンクのベトナム支社のヘッドになっていたのだ。

それで私は「お父さんはいまどうしているのか？」と訊いてみると、「いまでもジャニターをやっている」という答えを返された。それでつい、「いや、そこまで成功しているなら、ちゃんと送金してそうした仕事をしないで済むようにするべきではないか」と差しでがましいことを口にしてしまうと、それについてはきっぱりと否定された。

「私はいま四十歳になっているが、二年前までは父をはじめ家族を幸せにすることを人生の最大の目標にしていたんです。そして、テキサスに家を買って、生活にも不自由はないようにしているにもかかわらず、父は、息子の世話になっているのは潔しとはせずに、ジャニターを続けているんです」というのである。サンも立派なら、そのお父さんも立派だ。

このサンが、インベストメントバンクのベトナム支社で勤務をしているのは、ある意味、〝仮の姿〟のようにもなっていて、本人としては、貿易不均衡によって異常なインフレが起きているベトナム経済を陰から支えていくことを現在の目標にしており、実際にそれを続けているわけなのである。

こうした三人に出会ったことで私は、ベトナムとは何の縁もなかった身でありながらも、大きく心を揺り動かされた。

空気を読みながらただ無難に生きていこうとしている日本の若者たちよりも、彼らの力になりたいという気持ちを強くして、一年間のうちに六度もベトナムと日本を往復するようにまでなっているのだ。

■モンゴルにもいた英傑

別の話といえば別の話になるのだが、この話には続きがまだある。

現在はレオス・キャピタルワークスという会社の代表取締役になっている藤野英人（ひでと）氏との付き合いが長くなっている。この藤野氏はゴールドマン・サックスの日本支社で中小型ファンドの運用などを担当し、「カリスマ」と呼ばれるほどのファンドマネージャーだった人物である。このときの経験などについては『スリッパの法則』（ＰＨＰ研究所）という著書にもまとめられているので、投資に興味がある人ならば読んでみることをお勧めしたい。

そんな藤野氏に対して、「いつまでも外資（ゴールドマン・サックス）で働いていないで、独立するのがいいんじゃないか」とそそのかしているうちに、二〇〇三（平成十五）年に本当に、「堀さんに言われたように独立しました」と言って会社を設立していたのである。

最近、その藤野氏と話をしていたときに「世界は広い。ベトナムには素晴らしい若者が三人もいるんだ」と振ってみると、「いや堀さん、ベトナムだけではなくモンゴルにも素晴らしい人物はいます。その人はバットくんといいます」と返されたのだ。

このバットという人物はモンゴルから一橋（ひとつばし）大学に留学してきて、卒業後にアメリカ系外資のコンサルティング会社に勤めている。そして、ユニクロなどの衣料品会社を傘下に入れた持ち株会社であるファーストリテイリングの柳井正氏（代表取締役）に対して、ユニクロでカシミヤを扱うことを勧めて大成功させているのだ。

バットにとってはこうした日本での一連の仕事はある意味、修業のようなものだったのか、三十歳を過ぎた頃に帰国して、モンゴルのＧＤＰの約五％を占めているという大富豪企業グループの取締役になっている。

そして、そのグループ内にはカシミアを扱う会社がありながら大赤字になっていた。社長として乗りこみ三年かけて大黒字に改善するなどと、グループ内においてもすぐにたしかな実績を残してみせた。

その後にバットは独立して、投資法人を設立したばかりであった。そのため、世界中から資金も集めていかなければならない段階であり、私にも協力してほしいと、藤野氏はその話を持ちかけてきたわけである。

■吸引力を持つ人

私がベトナムの三人に感動しているのと同じように、藤野氏もまた、単純にビジネスとしての問題を飛び越えてバットに惚(ほ)れこんでいるのがよくわかった。

空気に流されているだけの人間では絶対につくれない「吸引力」のようなものが、こうしたところで発揮されているのだ。

藤野氏からは「そのうちバットくんに一度会ってみてほしい」と言われていたのだが、それからほとんど日も空けないうちにバットは、モンゴルの首都ウランバートルから飛行機で飛んできた。

藤野氏の話によれば、「堀さんが、なかなかたいした人物のようだな、と感心してくれていたので、すぐに来なさいと呼んだら、本当に飛んできた」というのである。バット自身にしても、「すぐに来たのは当然です」と言うのだから、その行動力にも感心される。

そして、この八月には逆に、レオス・キャピタルワークスの藤野氏と私に、親友の三枝成彰氏を加えて、一行六人でモンゴルに行ってきた。

三枝氏をどうして誘ったかといえば、経済人の私の目だけではなく、芸術家の目で何を感じたかを教えてもらうのも大切なことだと思ったからだ。

実をいうと、三枝氏にはベトナム行きにも一度付き合ってもらっている。そのときに紹介されたベトナムの交響楽団のメンバーの技術がまだまだ未熟であるのを知ると、三枝氏はそのうちの数人を金沢交響楽団に短期留学させるプロジェクトを始めた。そのとき私は慌てて、「忙しい身で付き合ってもらってるけど、そこまでは頼んでいない」と言ったが、それに対して三枝氏は「頼まれたかどうかといったこととは関係なく、自分がそうしたいと思ったからやっているんだ」「いま、一生懸命頑張っている彼らにちょっとした道筋をつけてやれば、それだけで、その数人だけでなく、ベトナムのオーケストラのメンバー全員が飛躍的に上達するだろう」と返してきた。

いまはまだモンゴルから帰ってきたばかりだが、バット君との付き合いもまた、ベトナムの三人と同じように長くなっていきそうな予感がしている。

■「純粋な感動」が人を動かす

藤野氏や三枝氏や私がどうしてこのようなリアクションを取っているかといえば、相手の人間の熱量を感じ、「純粋な感動」を受けているからである。

私はなにも、国に恩返しをする愛国精神などを求めているわけではない。

ただし、一度限りの生を享(う)けていながらも、「死ぬまでに何がしたい」といった目標を持つこともなく、親の保護を受けて毎日をだらだら過ごしているような人間を見ていると、不愉快にさせられるだけである。

それに対して、こうした大きな目標を持っている人間を目の当たりにしたならば、利害関係を抜きにしてでも何かの支援をしたいという気持ちになる。

これから先の日本のことを考えるときには、教育の問題、環境の問題、雇用の問題、格差の問題とさまざまなことが問われてくるし、ひとつひとつの問題が、最善の解決が求められる重要なテーマになっているのはもちろんだ。

しかし、そうした個々の問題を語る以前に、目の前にいる個々の人間が明確な目標や希望を持っていて、どのように目を輝かせているかということが大きな意味を持っている。

そのことについては、日本経済の問題などとは関係のない感情論に過ぎないと思われるかもしれないが、そうではない。

どれだけ優秀な教育を受けていても、空気を読むばかりの人間だけが増えていったなら、現状は打破できない。

しかし、周囲の気持ちを〝動かせる〟人間が増えてきたなら、日本経済は確実に変わる。

さまざまな問題点を指摘する声はあるにしても、結局のところ、日本が世界に対して後れをとりだしている原因は、そういう人間が現れてこないところにあるものなのだ。

■「世界を知る」ことから始める!

日本のビジネスシーンで働く誰もが、世界をターゲットにしているわけではないのだろうし、世界に足を踏み出していくことを目的にしているわけでもないだろう。

しかし、世界市場を視野に入れているのかいないのかといったこととは関係なく、世界で何が起きているのかをきっちりと把握しておき、それと同時に世界にはこうした若者たちが存在しているのだという事実を知っていてほしい。

大学時代に海外で放浪の旅をするような人も増えているようだが、それではやはり、どれだけ現地の人たちと触れ合っているつもりでいても観光の延長で終わってしまいがちなものである。現地の人たちと同じ土壌に立って物事を考える経験を持つためにも留学を勧めたいというのが私の本音だ。

それができないならせめて、さまざまなメディアを活用するようなかたちであっても世界を知ってほしい。

そして、閉塞(へいそく)的な空気を打破する気概を持つことがまず望まれるものである。

第三章　社会で生き残るための「自分の磨き方」

1　会社の中でまずやるべきこと

■「能力主義」から「貢献主義」へ

空気を読んでいるだけでは生き残れない時代になってきているというのは少しも大げさな話ではない。前章で紹介した三菱商事の例もそうだが、日本の企業においても確実に「成果主義」が導入されてきている。

「能力主義」という表現が用いられることもあるのだろうが、私はこの言葉が嫌いであり、「成果主義」「貢献主義」というように、その意味をはっきりしておく必要があると考えている。どういうことかといえば、**個人個人の「能力」などは、誰にもわからないからである。企業のなかで発揮されるだろう能力などというものは、知能指数や学校時代の成績などとイコールで結びつけられるものではないということだ。**

能力測定器などというものはないのだから、「結果」以外に評価の対象とできるものはないのである。

野球にしても、「成績は残せていないが素質は高い」などという選手は、なんとかチームに残ることはできていたとしても、年俸は決して上がらない。バッターであれば打率や打点など、ピッチャーであれば勝利数や防御率など、それに加えて、守備や走塁での貢献度によって、年俸は上下していく。

企業であってもそれと同じことで、「能力は高いけど、結果は残せていない」などということは、見方としてもありえても表現としては不適切だ。

かつてはまだ、それに近いエクスキューズが通用していた部分もあったのかもしれないが、現在ではそうはいかない。

「数字」にあらわれる成果や貢献度などによってシビアに成果が計られていき、それが給与などの待遇面でもはっきりと反映させられるケースが増えている。

逆にいえば、成果が出せていながらも認められない、ということも基本的にはあり得ない。

三年、五年と黙々と努力をしているうちに、「いい仕事」ができているようになっていたならば、そのことは絶対に認められる。

とくに一般の民間企業であれば、社員一人ひとりの仕事の成果には、〝企業にとっての生き死に〟が懸かってくるものなので、会社にとって有益な人間を見逃したままにしているわけがない。

■会社への不満を口にする前に……

職場の中で、自分の能力が活かせていない——。

そんな悩みを持っているビジネスパーソンは多いようで、似た言葉はしばしば聞かされる。

詳しい説明のないこれだけの言葉では、どのような状況にあるのかが判断しにくく、原因がどこにあるのかも一概には決めつけられない。

職場に原因がある可能性もあれば、上司や先輩に原因がある可能性もある。そしてもちろん、本人に原因がある可能性もあるように、それこそケースバイケースになってくる。

ただ、それでもやはり、いちばん多いのは、職場に原因があるケースなどではなく、本人の考え方や動き方に問題があるケースであるのは疑いようがない。

それも、こうした言葉が聞かれたような場合には、かなりの割合で本人側に問題があるはずだ。だとすれば、その人は、職場を移ったとしても、本人の言うところの能力を発揮できる可能性は低くなる。

そういう人は結局、自分の努力が足りていないか、周囲に何を求められているのかも考えずに見当違いのことをやっているかのどちらかであり、それは職場のせいではなく、自分自身の問題でしかない。

会社の空気に合わせることだけを考えて勤務を続けていたならば、それこそ、〝その会社のスペシャリスト〟にしかなれないわけだが、そういう限界を簡単に口にする場合には事情はまた違ってくる。そうした場合には、自分は社内の空気を読んだりはしないなどと虚勢を張るのではなく、「それならば誰よりもきっちりと会社のルールに合わせてみよう」というくらいの気概を持ってほしい。

「会社のルールに合わせて仕事をしなければならない部分が多すぎるので、個人がやれることには限界がある」などというように弱音を吐いているケースもよくあるはずだ。

何事においても中途半端な考えや行動では生み出せるものは少なくなるが、「とことん！」という発想で実行に移してみれば、そのことで結果が出たり、それに対するリアクションが生まれてくるようになる。

「あいつは誰よりもきっちり社内のルールを守っている」ということが噂になれば、次の段階として既存のルールを変えるような提案をしたときにも、それが認められる可能性は出てくるものだ。

若いころはとくにそうだが、ろくに努力もしないうちから「行きづまった」などと言って、不平や不満を口にしていては何も始まらない。

とにかくまず、自分が選んで入った会社の中で「やれることはすべてやった」と言い切れるくらいの努力をすることから始めなければ、会社に何かを期待してはいけない。

逆にいえば、そう言い切れるほどの努力を続けていたならば、それで認められないようなケースは考えにくい。

■ドリームインキュベータの新入社員育成術

私が興した会社、ドリームインキュベータ（DI）においても、大学や大学院を卒業して入ってくる新入社員に対しては、まず「人の役に立つというのはどういうことか」を教えるところから始めている。

学歴の高さなどは関係ない。社会に出たばかりの人間が、最高学府で学んだ知識を総動員員して何かを考えようとしていても、最初のうちはそれが会社の役に立つことなどはあり得ない。それよりもまず、「ドアの傍に行ったらドアを開けろ」「エレベータに行ったらボタンを押せ」という部分から徹底していく。

そして、そうすることによって大切なことは技術の習得ではなく人の役に立つという考え方だということを教えて、その次には、「ほかに、どんなことをすれば人の役に立てるかを考えろ」と言っている。

そうして行動し、自分の頭を悩ませているうちに、自然に感性が磨かれていき、いろんな能力が身についていくものである。

これから社会で生きていくとなったときなどにハウツー本を読んでスキルを先に覚えようと考えるような若者も多いことだろう。しかし、そうした本を読んで、中身のないスキルなどを吸収した気になっていても、実際は何の役にも立たない。

それよりもＤＩの新入社員たちのように、自分で何か考えながら、体を動かしていくことこそが重要である。そうであるなら、失敗などはどれだけでもしたって構わないのだ。

■プライドとうぬぼれの違い

ドアの傍に行ったらドアを開けろというように、誰にでもできることを命じられた際に、プライドが邪魔をして、それがためらわれるような人間は、どこに行って何をやっても通用しないと断言できる。

「東大を出た自分が、どうしてそんなことをやらなければならないんだ⁉」などという疑問を持つ人間は、その時点で終わっているとも言っていい。

私にしても東大を出ているが、それだけのことでプライドを持つ材料になるなどとはまったく思っていない。そんなことで威張ろうとする人間がいるならば、それこそ「ふざけるな！」と、まず一喝しておきたい。

社会に出て自分で何もしていないうちから自分が偉いと思っているのだとすれば、それはプライドなどではなく〝うぬぼれ〟に過ぎない。自分にプライドを持ちたいなら、やることをやって、周囲に認められてからにするべきだ。

学歴などとは関係なく、がむしゃらに二、三年頑張れば、放っておいても頭角はあらわれてくるものだし、私自身もそうだった。

私は、東大を出たあと、読売新聞に入社しているが、そのときにはまず「お前は、東大法学部を出ていながら、どうして読売新聞なんかに来たんだ。東大でよほど成績がひどかったんじゃないのか」などと言われたものだった。ひと言でいえば、〝いじめ〟に近いような状況にいきなり直面させられたのである。

そして、入社早々、富山県の高岡市にある北陸支社に配属されることになったが、最初のうちは、一生懸命書いた原稿をデスクに渡しても、「あっ、そう」とばかりに、原稿を読まれることもなく、そのまま私の目の前で屑かごに捨てられることも珍しくはなかったのだ。プライドを傷つけられたというより、どうしてそういうことをするのかなと疑問に思った。

大げさな話ではなく、実際にそんな現実が突き付けられていたのである。

■私が新入社員だったころ

私が新入社員だったころの状況は今では考えられないくらい本当にひどかった。

一九六八（昭和四十三）年から六九年にかけて東大紛争があった関係で、三月の卒業ではなく六月三十日付けの卒業となっていた。そのため卒業翌日の七月一日からすぐに北陸支社で勤務しなければいけなくなっていたので、六月三十日の夜行列車で高岡に向かったのだ。

この当時は、インターネットで乗り換えの検索をしたり切符を予約したりはできなかった時代だったのはもちろん、会社側でもそうした面倒は見てくれなかった。高岡にはどうやって行けばいいいか、つまり何線に乗るべきかというところから、自分で時刻表で調べたのである。

そして、朝の五時頃に駅に着いたあとには、「読売新聞北陸支社というところに行きたいのですが、どこにあるかなんて知らないですよね？」と駅員に尋ねた。

それまで行ったこともない高岡という町のなかで読売新聞がどんな規模なのかもまるでわからなかったからそういう言い方をしたのだが、知らないわけはないだろうという顔になった駅員からは「すぐそこのビルだ」と教えてもらった。

「そこのビルってどれですか？」

「三階以上のビルはそれしかないから、歩いていけばすぐにわかる」

実は高岡市でビルといえる建物は市役所と読売新聞しかなかったのだから、道を聞くこと自体、地元の人からみれば馬鹿丸出しだったのだ。

それで、八階建ての北陸支社をすぐに見つけて、夜勤のデスクに挨拶をしたら（新聞社にデスクは何人もいる）、「夜行列車で来たなら腹が減っているだろうから、食堂でメシを食ってこい」と、親切に教わった。

これはありがたいと思ってすぐに社員食堂に行ったが、そこでおばさんに「すみません、今日からお世話になるものですが、朝ご飯を何か食べさせてもらえますか」と言ってみると、「○♪△◇×♪△」と、まるで聞き取れない言葉を返されたのだから驚いた。

早口の方言だったためなので、「すみません、もう一回言ってもらえますか」と頼んでみたが、返ってきた言葉はやっぱり「○♪△◇×♪△」だ。

「すみません、もう一度ゆっくりお願いできませんか」と言ってもやはり「○♪△◇×♪△」だったので、困って言葉を失った私を見て、とうとうおばさんが吹き出してしまったくらいなのである。

このように言葉が通じないのだから、これは記者としても相当に不便なことだった。

情報を得ようとして警察に行ったときにしても、「なんだ、お前は！　恰好（かっこう）つけて標準語なんかをしゃべりやがって。富山に来たのに富山弁を話さないようなヤツには、ネタなんかは教えてやれない」とまで言われたものだ。最初の一年は英語より難解な富山弁だったが、帰るころには怪しげな富山弁をしゃべるところまでたどりつけた。今では自分のふるさとは富山だと思って高校野球や駅伝を一生懸命応援している。

■パンツがない！　食べものがない!!

高岡に着いてから一か月間はまったく休みがなかった。一日も休みがないのは変だと思ったが、とてもそれを言い出せる空気が存在してなかった。

毎朝八時に出社したあとは、雑用などに追い回されて、夜中の一二時や一時頃まで働いているだけの日々が続いていたのだ。正確には何もできないのだから働いていたというよりはただ会社にいただけだが、家には帰れなかった。

そのため、洗濯をする時間も取れず（当時は全自動洗濯機もコインランドリーもなかったし、いまのように安いパンツも売ってはいなかった）、穿けるパンツがない状態になってしまった。しようがないから裏返してはいたりしたが、とても気持の悪いものだった。

そうしてちょうど一か月が経ったときに支社長が「飯をごちそうしよう」と食事に連れて行ってくれ、「何か困ってることはないか？」と訊かれたので、「汚いパンツばかりが溜まって困っています」と告白したのである。それでようやくはじめての休みをもらって、一日中、パンツ洗いをしたのだった。

会社に入って、数週間や数か月、ヘタをすれば数日で「もう辞めようか」などと迷い始める最近の人たちは、それほどまでの思いをしたことがあるのだろうか？

私の場合は、大学を卒業した翌日から知り合いの一人もいない地での生活を始めていたのだから、風邪をひいたときなど本当に弱った。

私の部屋はとてもじめじめしていて、それで何年も誰もすまないので空いていたから入れた部屋だった。じめじめと湿気の多い部屋で一人でうなされているだけで、見舞いに来てくれる人もいなければ、食べるものも何もない。

このまま死んじゃうのかな、と弱気になっていたところで、近くに病院があることを思い出し、自分の布団を担いで病院まで行って、「入院させてください！」と泣きついたこともあった。そのときは「ただの風邪では入院まではさせられない」と言われたが、「ここを追い返されたら死ぬかもしれない。第一、三十九度の熱で一人暮しはムリです」と粘り強く交渉することで、なんとか入院させてもらったのである。

「行きづまった」などと嘆くのは簡単なことだが、私もこのように行きづまりどころじゃない状態で、今からおもうと、よくやめて東京に帰ってこなかったなと不思議におもう。

言葉が通じない、休みがない、パンツがない、食べものがない——というのが私の人生のスタート地点だったのである。

■正月に食べた、ます寿司の味

大晦日(おおみそか)に宿直をしたあと、元旦(がんたん)の誰もいない支局で座っていると、食べるものがまるでないのに気がついたときには心の底から後悔したものだ。正月なのだからお節料理を……といった贅沢(ぜいたく)を言う気はまったくなく、カップラーメンのひとつでもいいから欲しかった。コンビニやファミレスがなかったこの当時の元旦は、スーパーも食堂も開いていなかったので、食べものがまったく手に入らなかった。当時の地方都市というのは独身者が生きていくようには設計されていなかった。

当時の私は若かったから、その分やはり腹も減った。前の晩から昼すぎまで何も食べていないからお腹と背中がくっつきそうになって苦しんでいるところで、私が住んでいた部屋の上の階ではごとごと音がしていた。上の部屋には支局長が住んでいたので、「おせちを食べているなら、少しくらいお裾(すそ)分けしてほしい」と思ったものだが、そんなことをしてくれる人ではないのもわかっていたので、余計に歯がゆかった。

町を一時間かけて探し回ったが店は一軒もあいていない。どうにも困ってしまったところ、ふと、「駅に行けば駅弁を売っているのではないか」と気がついた。果たして富山駅に行くと、駅弁が買えた。このとき食べたます寿司のおいしさは、いまでも忘れられない。個人的にあまり魚は好きなほうではない。特に川魚はきらいだ。だが、そのときから私は、ます寿司だけは大好きになった。

いまでも富山に行ったときに「何か土産はいらないか」と言われれば、必ずます寿司と答えている。

名産品だけあり、地元の人からは、駅で売っているます寿司よりずっと美味しいます寿司があるとも教えられるが、私はそうしたものは断り、駅で売っているます寿司を食べることにしている。地元の人には不思議がられることではあるのだが、どちらがおいしいという問題ではなく、あの正月に食べたます寿司の味が忘れられないからである。

また、この原体験からメシを一食、二食抜くのは今でも平気で特技になった。とても重宝している。

■エース記者になるための道

このようなかたちで社会人生活をスタートさせた私だが、その二年後くらいには、北陸支社、富山支局、を合わせて三〇人ほどいた記者のなかでも、エース格の存在になった。実は私より能力があって仕事もできる先輩が少くても五〜六人はいたのだが、彼らは「俺が出ていくほどの状況ではない」と決めこんで、つまらないどうでもいい原稿を書かないから入社二年後、北陸社会面のトップ記事をいちばん書いている記者は、私になっていたのだ。

ひと月に三〇本のトップ記事が求められるわけだが、多いときにはそのうち二〇本くらいが私の記事になっていた。

かといって、別に私の周りでばかり事件が起きていたわけではない。というよりも、北陸地方でそんなにいつもいつも事件が起こるはずはないのである。だからこそ、大きな事件がないようなときには、ちょっとしたことでも観点を変えて記事をまとめる「暇ダネ」と呼ばれる記事が採用されることになるものなのだ。

いつでも暇ダネを書けるということは、スクープを抜いてくるより平均点が高い行為であると私は思うが、大物記者達はそう考えない。特に読売では〝事件〟が大事でヒマネタは馬鹿にされる。

北陸支社で記者を務めていたとしても、大きな事件にぶつかれば全国版の社会面や一面の記事を書くことになる可能性も出てくる。しかし、一度そうしたホームランを打って社内の賞などをもらったとしても、次の事件が起きなければ、あとが続かない。

北陸支社の話ではないのだが、ある時、静岡県焼津で大スクープをとったことで抜擢(ばってき)されて、本社の社会部勤務になりながらも、その後どうしていいかわからず、ノイローゼのようになってしまった人もあるほどだ。

それでもやはり、新聞の世界では特ダネを摑(つか)むことを手柄とする風潮は強いわけだが、私はあるころから「何もネタがないときに、どんな記事を書けるかでこそ記者の能力が問われるはずだ」と考えるようになったのだ。

そして、いつしかいばりちらされていたデスクのほうから頭を下げてきて、何か記事にできるものはないかと泣きつくようにして私に頼ってくるようにもなったのである。

■何もできない自分に何ができるか

暇ダネが求められるのはだいたい夜の一〇時くらいだ。その時点で大きな事件がなく、社会面のトップに持っていけるような記事が見つからないときには、デスクが私に電話してきて、「何かないか?」と言ってくることになる。

最初のうちは、そんな相談を受ければ、すぐに「この記事ではどうですか」と提出していたが、そんなことを続けていても、感謝らしい感謝もされないことに多少の嫌気がさしてきた。若気のいたりともいえようが、やがて私は一〇時に電話がかかってきても、「何もありませんよ」と答えるようになったのだ。

といっても、これは焦らし作戦のようなものである。そう答えていても、一一時くらいになれば、一時間前より焦った声になって電話がかかってくることになるのはわかっていた。

「本当に困ったことになってきた。このままでいくと、交通事故で軽傷……なんていう記事をトップにしなければいけない。いくらなんでもそういうわけにはいかないだろ」

「そうですかね。それは北陸はそれだけ静かで平和だということで、べつにそれはそれでいいんじゃないですか」

「バカ、そうはいかないよ」

と、デスクが泣きそうな声になったときにようやく私は「私の机の左側の引き出しに、記事が一本入っていますよ」と言うのである。

いずれにしても、三〇人の記者がいたことからいえば、ひと月に一本のトップ記事が書ければそれで平均点になるわけだ。にもかかわらず私は、ひと月に二〇本のトップ記事を書くこともあったのだ。

どうしてたった二年でそこまで変われたのかといえば、これ以上ないほどどん詰まりの地点からスタートしていながらも、そこでくじけず努力を続けていたからだ。

嫌な先輩や上司も多かったなかで、二人の素晴らしい先輩と出会うことができ、原稿の書き方など、さまざまなことを教えてもらったことも、正直いえば大きかった。砂崎則文さんと塩谷順一さんという先輩で今でも心の底から感謝している。しかし、結局のところは、「何もできない自分に何ができるか」を考えて、あれこれ悩みながらも、努力を続けることをやめなかったからこそ、社内での立場を短期間で変えられたわけである。

■ほろ苦かった全国デビュー

人生において、つらいこと、困ったことなどというものは、数えきれないほど出てくるのが普通のことだ。

私の場合、父が外交官をしていた関係で、言葉もまったく話せないにもかかわらず、ロンドンにあるエリートが集う小学校に入れられたこともある。前章で紹介したピーターの話とも似ているが、転校したその日には、便所を英語でなんと言えばいいのかもわからなかったために場所を訊くこともできず、学校の中のあちらこちらのドアを開けながら、トイレを探し回ったこともある。

人生において困難な目にあまり遭わなかったというなら、そちらのほうが不思議なくらいだ。**困ったことのほうが多くて自然なのだから、自分がひどい目に遭ったときには、「ひと皮剝けるチャンスを得た」と思えばいい。困ったことがなければ、むしろ人は成長できないものなのである。**

北陸支社での勤務を終えて東京の本社に戻ってきたあとも、すぐに新たな壁にぶつかった。ある大臣のところに行って話を聞いて、インタビュー記事をまとめるようにと指示されたのだ。これは、それまで高岡でしていた仕事とはまるで畑違いのことだった。どういう話を聞きだせたなら新鮮で、ほかにはないような記事にできるのかもわからなかったので、とにかく根掘り葉掘りなんでも質問をぶつけていったのだ。それがあまりにもしつこかったので、最後は「いい加減にしろ！」と怒鳴られて、追い出されるのにも近いかたちになっていた。

そして、その取材をもとに一生懸命、原稿を書いたが、何度書いてもうまくはまとまらなかった。その記事が掲載されるときには、原稿のあとに（堀紘一記者）とのクレジットが入れられることがわかっていたのだが、自分自身、納得できるような記事にすることはできなかったのである。

そのとき、それまでにはほとんど縁がなければ、その後も結局ほとんど縁がなかった他部門のある先輩記者が「見せてみろ」と言って、私の原稿を読んだあとに、それを書き直してくれたのだ。そうして再生した記事は、正直にいえば、私が書いた元原稿のかげなどはまったくないようなものになっていた。それで私は「いくらなんでもこれに自分の署名は入れられません。先輩の記事として出してくれませんか」と言ってみたのだが、先輩はやさしく笑うだけだった。そして、「バカ言うな。これがお前のデビュー作ということでいいんだ。俺が手伝ったことなどは内緒にしておけ」と返されたのである。

その記事が載せられたインクの匂いがする新聞が刷り上がってきたときには、本当に複雑だった。全国紙に自分の名前が載っているのを見て晴れやかな気持ちにもなる部分もあるにはあったが、それが自分の原稿だと胸を張って言えるようなものではないことに対する気恥ずかしさはもちろん持っていた。そして、その先輩記者に対する感謝の気持ちも当然あったし、そうした感情のすべてが入り混じった状態になっていたのだ。それで私は、刷りあがったばかりの紙面を立ち尽くしてぼうっと見ていたのである。

■「役立たず」だった修業時代

私にしても、そのように、純情で、無能力で、役立たずな時代はあったのだ。それでもがむしゃらに頑張るだけ頑張っていた時期だと言えるが、そんな修業時代は誰でも通過していることだろう。

人から成功者と言われるような人間であれば、なおさらそうした時期が大きな意味を持っている。そこでめげるかめげないかによって、その後が大きく変わっていくのは言うまでもない。簡単にめげたりあきらめたりしたならば、それで終わりだ。

負けそうになったときには、どんな手段を使っても、同点にして延長戦に持ち込むようにする。負けてしまえばそこで終わりだが、負けさえしなければ、その後に何が起こるかはわからない。

そういう瀬戸際に立たされたとき、「もうダメだ」とすぐにあきらめて、負けてしまうことを選択するほうがラクなのは間違いない。努力を放棄してしまったほうが、精神的、肉体的なつらさから解放されるからである。

しかし、そういう場面こそが、「その後の自分」がどうなっていくかを分ける人生の岐路になっているものなのである。

■「最後の一センチ」の努力

私は常々、もうどうにもならない、絶対ダメだと思ったようなときにでも、「あと最後の一センチだけ努力しよう」と考えることにしている。

ボクシングにたとえるなら、相手のパンチを受けすぎてもう立ってはいられないとなったときに、あと一センチだけ前に出て、もう一発だけパンチを出してみる。

それが、いかにへなへななパンチになっていたとしても、カウンターになって、大逆転勝利につながるかもしれないからである。

私はそこまで見事な逆転劇を成し遂げたことはないのだが、それでも最後の一センチの努力は続けるようにしている。どんな局面においても、望みを捨てずにいられる人間がどんどん減っているようにしか見えないのは寂しい限りだ。

それに比べればベトナムのピーターの生き方などは本当に素晴らしい。その辺の若い日本人とは比べるまでもないが、私などと比べてもはるかに大変な苦労をしているだけに、はるかに大きなものを得られているわけである。

あきらめが良すぎて、要領が良すぎては、大きな成功などは決して得られない。**要領がいいというのは結局、空気を読むのに長けているということと意味するところは変わらない。**周囲に行動を合わせることで、小さな安堵感が得られることはあるだろう。しかしそれは、努力を放棄し続けていることだとも言える。そういう選択を続けていれば、「本当の幸せ」とは縁がなくなるものである。

職場がどんな環境であろうとも、死に物狂いで努力を続けていけば、道は拓ける。

もちろん、どんな仕事をしているかによって、頭角をあらわすまでに必要な時間は変わってくるだろう。**一年でなんとかなる仕事もあれば、一〇年は必要な仕事もあるはずだ。だが、一〇年の修業期間が必要な特殊な仕事などを除けば、およそのところはやはり二年から三年、長くても五年ほどで結果を出せるようになっていくはずだ。**

だからこそ私は、「簡単に、行きづまったなどと口にするな」と言っているわけだし、自分のおかれている立場をひと言でネガティブに片づけてしまおうとするこうした言葉を聞かされたくもないのである。

私の高岡時代のように、行きづまりと言ってもおかしくはないような場面に直面したとしても、それを行きづまりなどとは捉(とら)えずに、どのように乗り越えていくことができるのか。

そうした積み重ねがなければ、ビジネスパーソンとしては少しも成長していかないものである。

2 「努力」を「成果」に変える方法

■先乗りスコアラー的「傾向と対策」

努力、努力と繰り返していたならば、最近の若い人などは、そっぽを向いてしまうのかもしれない。**努力の大切さを理解しないそんな輩はこちらとしても相手をしたくはないのだが、努力をする際の「工夫」の大切さについても触れておきたい。**

現在のプロ野球には先乗りスコアラーという存在がいる。一週間後に対戦する予定のチームがあれば、スコアラーがそのチームの試合をじっくりと観察しておき、各ピッチャーがどんな球をどんな配球で投げるかを調べて、どの球種を狙い球にするのがいいのかを考える。選手ごとの癖などが見つけられたなら、そこから攻略の作戦を考える。

いまでは、こうした先乗りスコアラーを擁していないプロ野球チームなどはないのだろうが、その仕事の質によって、「試合の結果」は大きく変わってくるのは言うまでもない。

こうした方法とも関連することで、ずいぶんと古い話にはなるのだが、私の受験時代のことについても書いておきたい。

私は高校三年になる前の春休みに東大を受けようと決めた。

しかし、それと同時に、「受験勉強というものはとてつもなくつまらなくてくだらない」とも感じていた。だからこそ私は、現役で合格できずに浪人することになり、もう一年、受験勉強をしなければいけなくなるのはさらにくだらないことだと考えた。

受験勉強は絶対に一年で終わりにしたい——。

そう思ったからこそ、そのためにはどうすればいいかの方法を考えた。

高校三年間分の教科書に書かれていることを全部丸暗記するのも合理的ではないと思った私は、東大の過去の入試問題集に目を通すことから始めることにした。

だが、この当時は、過去五年間分の入試問題集は簡単に購入できたが、それより遡った問題集は売られていなかった。しかし、過去の問題を分析するにはやはり一〇年分は見ておきたかったので、神田の古本屋街を三日間歩き続けた。そして、一〇〇軒ほどの店を見て回ったことで、ようやく過去一〇年分の問題を揃えられた。

■疑問は、直接聞いて解決！

次には、大きな模造紙を何枚も買ってきて、一〇年分の全教科の問題がどのように出されていたかを整理して書きだしていった。この作業にもやはり三日ほどの時間がかかったが、ここから見えてきたことは多かった。

たとえば、生物においては、「遺伝の問題」と「分類体系の問題」が、過去一〇年間、一度の狂いもなく一年ごとに交互に出されていることに気がついたのだ。

「こんなバカみたいなことがあるものなのか？　どうしてなのか」と疑問に思った私は、東大の先生に「質問があります」とアポを取って、直接会いに行った。するとむこうも、おかしな高校生が来たとばかりに驚いて、意外となんでも話してくれた。

そうして東大の先生に聞いた話によれば、本来、大学では自分の研究を進めていきたいというのが本音だが、入試問題については外注するわけにもいかないので、二つの研究室の持ち回りで二〇点分問題を作成しているのだという。そのため、こうした傾向が出ている。どちらの研究室も二年続けて入学試験など受け持つのはまっぴらごめんだから、当面、この順番は崩れないだろう、とおっしゃったのである。

また、東大と慶応については、問題がほかの大学より素直で、教科書に載っていることしか問題にしないということがわかっていたが、世界史の問題のなかには、教科書に載っていないことも出されていたので、「それはどうしてなんだ？」と、やはり東大の世界史の先生にアポを取って、会いに行った。

そこで、自分の教科書を見せながら疑問をぶつけてみると、「たしかにこの教科書には載っていないね」と認めたうえで、「でも、こっちの教科書には載っているんだよ」と、別の教科書を見せてくれたのだ。

なるほどと思った私は、その教科書を買おうとしたが、一般の書店ではそれを普通の生徒に販売はしてくれなかった。これは当時も今もバカげた話だと思うが、とにかく教科書は本屋では売ってくれない。そこで私は高校の先生に頼んで、私の高校では使っていなかったその教科書を取り寄せてもらったりした。

数学にしても同じようなことがあった。当時の東大の文Ⅰは、数Ⅰと数Ⅱは必修になっていても数Ⅲは出題範囲から外れていたのだ。そして、このころは微分積分については数Ⅲで学ぶことになっていたにもかかわらず、二年に一度、東大の文系の受験問題では微分の問題が出されているのがわかったのだ。

そこで私はやはり、「どうして数Ⅲの問題が出るのか」と東大の先生のところに確認に行っている。すると、「キミの教科書を見せてみなさい」と言われたので従うと、「ほら、ここに書いてある」と教科書を返された。それで見てみると、たしかに数IIの教科書の最後の四ページくらいのところに微分についてが少しだけ触れられていたのだ。それにしても、解き方までをしっかり学習させようといったページではなかったし、数IIIへのつなぎのようなものだったので、授業ではまるで扱われてはいなかったページなのである。

だが、そこで東大の先生が言うには、「やはり試験というものは、結果に差が出るようにしなければならないので、誰にでも解ける問題ばかりを出しているわけにはいかない。理Iの入試で出すような難しい微分の問題は出さないにしても、このレベルの微分は出さざるを得ない」ということだった。

それで私は高校の教師に交渉し、それまでは取らないと言っていた数IIIについて「単位はいらないから、一学期の微分だけ授業を受けさせてほしい」と頼んだのである。

■楽勝だった東大受験

こうして先乗りスコアラーにも通じる方法をとって対策を練っていったから、東大に受かることなどは少しも難しくはなかった。

ここまでの情報収集をしたうえで受験に臨んだのは私一人だったかもしれないし、他にも数人くらいはいたかもしれない。ただ、同じようにして受験していた人間が、数十人、数百人といった多数派を形成していたとは思えない。

私の場合は、くだらない受験勉強を二年もやりたくない、ということを大目標にしてこれをやったわけだが、どこで頭を使って「少数派になるか」を考えるというのも大切なことである。

あまり書きすぎると自慢のようにも見えるかもしれないのでいやだが、それで私は一日、五時間も勉強しなくても、受験は楽勝だった。

東大を受けようと決めたときには、四月から翌年二月までの一年間にどのように勉強を進めていくかの計画を立てていたのだが、それが一二月のはじめにはすべて終わって、やることがなくなってしまった。

それでふらふらと与謝野馨さんの所へ遊びに行った。「東大を受験するときに、コーちゃんは、やることがなくなったって言ってたんだよな」と今でもからかわれるほどである。

ただ、この受験勉強について、ひとつだけ悔いが残っていることはある。

それは、三、四年に一度の頻度で出ていた数学の問題のなかに解き方がわからないものがあったのだ。それで、高校の先生に頼んで、冬休み期間中にその問題の解き方を教えてもらうアポを取っていたのに、その日、私が風邪をひいて熱を出して、行くことができなかったのである。改めて、別の日に教えてもらえばよかったのだが、それを怠ったまま試験日を迎えることになったのだ。すると、その問題が実際に出てしまい、その分の点数を落としてしまったばかりか、パニックのようになってペースを乱し心理的にボロボロになってしまった。

ここまで徹底的に〝傾向と対策〟をやっていたうえで、三か月近くやることがなくなっていたにもかかわらず、どうしてその問題の解き方を放置して怠ったのかは、不思議といえば不思議なことだ。今でも自分は情けない奴だと思っている。

おそらくは、その問題が出る確率は、三分の一か四分の一程度なのだし、たとえその問題が出て解けなかったとしても、他の科目、他の問題の対策は万全なのだから、別にいいだろうという慢心が出ていたのだろう。

そうしたやり残しをつくってしまっていたことに対する反省はいまでもあるが、何かの事に臨むにあたっては、対策をよく考えて、合理的で理想的なやり方を見出し（みいだ）、計画を立てておくことで「結果」を引き寄せられるのである。

その計画の過程において、何かしらの疑問が出てきたならば、面識もない東大の先生に会うためのアポを取るというように、手間や努力も惜しんではならない。しかも想像していたよりはるかにていねいに疑問に答えてもらった。世の中というのは自分から進んで乗り出せば、手助けしてくれるありがたい先輩もいるということを教わった。

■「目的意識」を持つ重要性

こうした工夫や計画が大切であるとともにやはり忘れてはならないのは、「目的意識」をしっかりと持っておくことである。**目的なしで何かをやろうとしていると、途中でつらい場面に出くわしたときに努力を続けるのが嫌になるからだ。**

小学校から子どもを塾に通わせて、中学受験をさせるのも結構なことだが、「なぜ、その子は開成中学に入ることを目指しているのか」が明確になっていなければならない。「開成中学に入るのは東大に入るためだ」というなら、それもそれで構わない。だが、それならば「どうして東大に入りたいのか？」と尋ねてみても、その目的が明確になっていないケースが多すぎる。

たとえば、その子の父親が東大を出ていたとして、どこかの一流企業かお役所で、それなりの仕事をしていたと仮定しよう。それでも、子どもが見ている家の中では、普段、立派な仕事をしているようにはとても考えられず、ビールを飲みながらソファで寝ころび、だらしなくごろごろしているようにしか見えない場合はよくあるものだ。そんなときに、子どもとすれば父親に対する尊敬の気持ちも抱けはしないし、東大を出る意義がどこにあるかを見出しにくくもなってしまう。

それよりも、「東大や慶応でなくてもいいから医学部に入って医者になりたい」というような目的を持ったり、「学歴とは関係なく特殊な技術を身に付けて発展途上国の人々の応援をしたい」というように考えていたりするほうが、はるかに努力を持続させやすい。

もちろん、明確な目的を持っているうえで東大を目指すのであればそれでいい。

しかし、目的もなく何かをやろうとするのでは挫折しやすいし、挫折に向かってスタートを切っているだけだという意味では非常に愚かしい行動になっている。

親から「勉強しろ」「いい大学に入れ」と言われているだけの子どもは、本能的にそういうことを感じているものである。

そうした場合には、目的と手段が入れ替わってしまいがちにもなってくる。

つまり、本来は、「何になりたい」という目的があって、「東大に入る」ことをそのための手段にしていたはずなのに、いつしか「東大」に入ることそのものが目的になってしまうということだ。

あるいは、東大に入るための手段だったはずの開成中学に入ることが最終的な目的であったようにも錯覚されて、それが達成された時点ですべてが終わったようになってしまう場合もあるものだ。

そうして、本来の途中経過がゴールのようになってしまえば、十二、三歳の子どもがその時点で人生の目的を見失ってしまいかねないわけである。今の日本は、こうした目的と手段のとりちがいがあちこちでおきている。だから世の中がパッとしないのだ。私は東大卒なんて少しも偉いとは思っていない。現に私のように分析すれば、たいがいの人は簡単に東大に受かると思ったからだ。東大はどこまでいっても手段であって、私の分析はその手段を達成するための前手段にすぎなかったのだ。

■変わる人生と考える人生

「勉強しない子にいきなり勉強させようというのは間違っている。勉強しない子には、何かしたいことをまず見つけさせることです」

この言葉は、四谷学院の創業者（代表取締役）である植野治彦氏から聞かせてもらったものである。

先ほどから受験に関わる話が長くなっているが、このあたりの部分についても、子どもや受験生のために書いているわけではない。

ビジネスパーソンはもちろん、ニートにとっても誰にとっても意味を持つ「生き方の指針の問題」として受け止めてほしいものである。

植野氏というのは実にユニークな方であり、早稲田大学を出たあと、普通のサラリーマンになるのは嫌だったということで、いずれ飲食業をやろうと給食センターのようなところに就職したらしい。高卒の子たちと一緒に炊き出しのようなことを続ける毎日だったそうだが、そうしたことを苦にしないのが、目的を持っている人間の強みである。

その一方で植野氏は大学生のころからアルバイトで家庭教師をやっていて、教え方がうまい、と近所で評判になっていたのだという。だが、給食センターに就職してからは、サラリーマンになっていたので、大学時代のように家庭教師を続けているわけにはいかなかった。そこで、会社が休みの土日に限って、子どもたちに勉強を教えていたら、いつまにか数えきれないほどたくさんの子どもが集まってきてしまい、それが現在の四谷学院の始まりになったそうなのだ。

本人としては、飲食業をやるつもりだったのが、知らず知らずのうちに予備校をやることになっていたというわけである。

その植野氏が言っていたのが、子どもたちに対しては、ただ勉強を強制するのではなく、「親子で目的を探すのが先だ」ということだった。

無理やり国語や算数の教科書を押し付けるのではなく、目的が見つかれば、子どものほうから勉強に対する意欲を持つようになってくる。

たとえばスチュワーデス……、いまの言葉でいうキャビン・アテンダントになりたいと思うのならば「英語ができないとダメだよ」となり、本人も自発的にそれに取り組むようにもなるわけだ。また、ブティックを経営したいといった発想を持ったとするならば、ファッションの勉強をするだけでなく、経理や経営の勉強もしなければならないという発想につなげやすい。国語や算数などというものは、何を目指すにしてもまず身に付けておく基本だが、目的意識があるなら、そうしたことを本人が認識もしやすくなってくる。

■作曲家を目指すにはまず「営業マン」になれ

音楽家の三枝成彰氏は、東京芸大の出身であり、いまでも時々、東京芸大の作曲科で講義をするように頼まれるそうだが、そこで三枝氏が必ず言うようにしているのは**「まずは営業のできる人間になれ」**ということだそうである。

芸術家を目指しているような人間からすれば、「えっ⁉」と脱力するほど意外な言葉かもしれないが、これは三枝氏自身が超一流の芸術家だからこそ口にできる金言である。

三枝氏がそう言っているのはなぜかといえば、作曲家という仕事は、誰かから曲をつくってほしいという依頼を受けなければ始まらないものだからである。

クラシックの名曲を作曲してきた偉大な作曲家たち、ベートーベンやモーツァルトにしても、パトロンにも近い存在の王様や宮廷貴族などからの依頼を受けて曲を書いていることが多かったのだ。

「交響曲の父」と呼ばれるハイドンが残した一〇〇曲以上の交響曲にしても、そのほとんどは貴族の晩餐(ばんさん)などで演奏するためにつくられたものだったのである。モーツァルトのころまでは、多かれ少なかれ、音楽にはそういう性質があったのだし、現在であればなおさら、「依頼」や「受け皿」がなければ話にならない時代になっている。

だからこそ三枝氏は、古来のすぐれた音楽家はみんな一流の営業マンでもあったのだということを作曲家のタマゴである学生たちに話して、営業の大切さを教えようとしているわけである。

■「営業」を敬遠する愚かさ

芸術家に限らず、ビジネスパーソンでも同じことだが、目的らしい目的も持たずに二流、三流であまんじているしかないような人間に限って、営業を敬遠したり、バカにする傾向が見られる。そういう人に「何がやりたいのか？」と尋ねてみると、「企画」「広告」などとの答えが返ってくると相場が決まっている。

そういう二流、三流の人たちは、企画が恰好いい仕事で、営業が恰好悪い仕事と決めつけているわけなのだろうが、とんでもない話である。

営業とは〝人と人とのコミュニケーション〟であるのだから、基礎的な学力や教養が問われるし、相手の気持ちや要望をいかに理解できているかも問われてくる。そのうえで、相手のニーズに合わせた商品やサービスを選択してそれを勧め、他の商品やサービスを購入する場合に比べたメリットを訴える……。

営業職を務める人間に求められることは本当に多く、そのトータルの成果として営業成績が出されていくのだから、営業とはきわめて高度な知的作業である。

それにもかかわらず、営業が程度の低いことで、企画が程度の高いこととして認識している学生たちがこれだけ増えているのはどうしてなのか、と不思議でならない。

そういう教え方をしている保護者なのか教育者なのかメディアなのかがいるのだとすれば、そういう人間こそ、とんでもなく程度の低い人間だということにもなってくる。

現実問題としても、営業ができないような人間が企画職に就いたとすれば、役に立つ企画が提出されることなどはまったく期待されないのである。

■空気を読むことを放棄する！

四谷学院の植野氏の話に戻せば、そうしたことも含めて「目的を持つことの大切さ」を説いてくれているわけである。

植野氏が言うには、勉強ができない子というのは、まず例外なく基礎ができていないのだという。そして、基礎ができていない子にそのまま教えていこうとしてもまったく意味を為（な）さない。そのため、高校二年生に教える場合にしても、小学校一年生の教科書に戻って、一日一冊ずつ教科書をイチから学ばせていくこともあるそうだ。

そうして、小中学校で学んでいるべき基礎教育ができたなら、高校の勉強もできるようになってくる。こうしたケースの子どもを現役で東大に合格させるのはさすがに難しいにしても、一流と呼ばれる大学に合格させた例などはいくらでもあるのだという。

こうした考え方を徹底していることもその一環といえるのだろうが、植野氏の指導の核心となっているのは、勉強が嫌いだ、勉強をしたくないという子どもたちを、勉強を厭わず、勉強ができる子どもにしていくこと――となる。

そして、基礎でつまずいているなら基礎からやり直すことだけでなく、目的を持たせることで勉強の大切さを自覚させる。

本来、勉強そのものはそれほど楽しいものではなく、むしろ苦痛を伴うものである。そんな作業を持続させるのは簡単なことではないのだが、目的意識があれば、それが可能になってくる。

ここで私が言いたいのは、目的意識を持つことの重要性だ。

天才には天才のやり方があるのかもしれないが、天才などとは程遠い凡才であっても、目的意識を持って、工夫しながらほかの人より努力をしていれば、いくらでも花

を咲かせられるものなのだ。

努力をしたなら必ず、その分だけ報われるのかといえば、そうとは限らない。それはやはり、その努力にはどういう工夫ができていたかにも関わってくるし、持って生まれた才能の有無や運など、成否を左右する要素はいろいろあるものだ。

だが、努力を続けている限りは可能性はなくならないし、「完走」といえるほど努力を持続できたなら、結果を問わない達成感が生まれてくることは保証できる。

いまの日本人を見ていると、そういう達成感を得ることとは程遠い生き方をしている人たちばかりになっている気がして、歯がゆくてならない。

だからこそ、「空気を読む」といったつまらない行為は放棄して、がむしゃらな努力をしてほしいと願うわけである。

第四章　チャレンジから掴みとる成功

1　人生における「勝負時」の見つけ方

■リーダーになりたがらない「無気力人」

自分で何かを変えようとする人間は本当に減ってきてしまった。
チャンスがあればそれを拾いたいとは思っていても、そのために労を費やすのは嫌だと思ってしまう者たちばかりが増えているのだ。

これからはどんどんとリーダーとそれ以外の人に二分化されていく時代になるにもかかわらず、そんなことも把握していないで、「リーダーなどと言っても、管理職に就けば仕事も増えてつらそうなので、管理職などにはなりたくない」とまで言ってしまう。

そうして、いかに無難に平穏でやり過ごしていけるかを最優先に考えるようになっているのだから嘆かわしい。

ヘタをすれば、日本の若いビジネスパーソンの九割ほどがそうなってしまっているのではないかとも懸念される。KYなどという流行語が生まれたのも、ある意味では象徴的だが、周囲の空気をうまく読んでいて、波風だけ立てないようにと気をつけているのが一番だとでも考えているかのようである。

管理職に就きたがらない人が増えているというのは現実の話だ。たとえば東京都には、課長以上に登用されるための管理職試験制度がある。これは美濃部亮吉知事時代の一九七三（昭和四十八）年にスタートしたもので（七九年に現在の制度が確立）、かつては、この制度を受けることによって、水道メーター検針員として入庁して、のちに副知事までのぼり詰めた高卒の人が出ていたほどだった。

この管理職試験は、七九年には五四六四人が受験しており、一時期は受験者数が一万人を超えるまでになっていた。だが、やがてどんどんと受験者数が落ち込んでいってしまい、二〇〇五（平成十七）年には一四〇四人、二〇〇六（平成十八）年には一三二六人にまでなってしまったのだ。

これは、管理職試験制度を受けられる有資格者のうち二〇％に満たない人数だというのだから、これからどんどんと出世をしていけるチャンスがある一〇人のうち八人はそのチャンスそのものからそっぽを向いていることになる。

こんな現象が起きているのがどうしてなのかといえば、課長の裁量権が小さい、責任のわりには処遇が良くない……といった人事制度そのものの問題につながる理由も多いようだが、職員の意識調査（二〇〇四年末）のなかで半数以上の回答を占めたのは「管理職に魅力を感じない」というものだったそうである。

さらに細かく声を拾っていけば「共働きで子どもがいるので子育てに忙しい」「自信がない」といった回答が見られるのだから、寂しい気持ちにさせられるばかりだ。

管理職になど就かなくても定年まで無難に過ごせればそれでいいという風潮は、都に限らず多くの企業で見られるようになっているのだろう。

そうした問題の根底にあるのは、人々の「無気力化」にあるには違いない。

現在の日本においてはまだ、そうした生き方の選択が許されているといっても、やがてそんな悠長なことは言ってられない時代になるというのは、これまでに指摘し続けているとおりである。

■チャンスは見つけるものではなくつくるもの

チャンスとは、「あれば、拾う」というようなスタンスで捉えているべきものではない。どこかにチャンスはないかと考えている限りは、チャンスなどは絶対に見つからない。チャンスとは自分でつくるものなのである。

野球にたとえるならば、「相手のピッチャーが自滅してフォアボールを連発して満塁にならないか」などと願っているようでは試合に勝てるはずがないのと同じことだ。

そんなことを願っているヒマがあるならば、「その分、練習しておけ」、そして「相手チームを崩していく揺さぶりの作戦を考えろ」ということである。

自分から動く。目の前の壁を突破する――。
そうした基本姿勢がない限りは、絶対に未来は拓けていかない。

チャンスというものは見つけようとするものではなく、つくろうとするものだということをまず認識しておかなければならないのである。

■「成功者」が自分の人生を悔いるとき

私の父は、外交官をやっていて、イタリア大使、プロ野球パ・リーグ会長も務めた人なので、一般論でいえば〝成功者〟として分類されることにもなるのだろう。

しかし、父自身が最近になって時々口にするようになっているのは「自分の人生でいちばん残念だったのは、本当の意味での仕事をやったことがない」ということである。

もちろん、私から見ても、父が〝本当の意味での仕事〟をしていなかったわけなどはなく、むしろ、仕事のために生きてきた人のようにも見えるくらいだ。

ただ、若いときには戦争体験もしている父からすれば、「命を張るような仕事はしてこなかった」「平穏に生き過ぎてきたのが痛恨の極み」ということになるわけである。

そう言われたときに私は「その分、息子の俺は、年中、命を張って、寿命をすり減らすようにしてひいひい言いながら生きているんだから、親子で足して二で割れば、ちょうどいいくらいになるんじゃないか」と冗談を返しておいた。

だが実際は、私の父にしても、何度となく大きな苦難を乗り越えてきているはずなので、二で割ってちょうどいいようになどはならないはずだ。

それにもかかわらず、私の父がこのように自分の人生を振り返るのはどうしてなのか。

今現在、現場で働いている人には、そうした悔恨の持つ意味をよく考えてみてほしい。

■三十歳でクビになる「メリット」

もしあなたがいま、何かにチャレンジをしようとしていながらも、その一歩が踏み出しきれずにいるとしよう。

そういう人は、何かを失うことを恐れている場合が多いのだろうが、「何を失うことを恐れているのか」が私にはまずわからない。

たとえばそれが、苦労した就職活動の末に入社した会社のなかで三年目に確立したポスト、あるいは五年目に確立したポストだとしてみよう。

「その地位を失うことがそれほど大きなことなのか!?」と、私は言いたい。

その地位が、三年、五年のものではなく、会社の中で一〇年かけて築いてきたポジションであったとしても同じことである。

だいたい考えてもみてほしい。かつての日本社会とは違って、終身雇用などはまったく保証されなくなっているのだ。

安定した企業だと思っていても経営破たんすることなどは少しも珍しいことではない。また、一流企業のなかでそれなりの地位を築いているつもりでいても、トップが変わるなどして会社が方向性を見直すようになっただけで、一転、リストラの対象にされることもよくある話だ。

そういうことを考えてみたならば、平穏な生活を送っていながら五十歳になったときにいきなり会社をクビになってしまうよりも、人生に悔いを残さないチャレンジをして失敗し、三十代でクビになるほうがはるかにいいはずだ。

それは、やり甲斐（がい）や後悔の有無から見た話というだけでなく、その後の人生を考えたとしても、そのほうがはるかに潰（つぶ）しが利くからである。

私にしても、最初に転職したのは二十代のうちのことだった。

読売新聞から三菱商事に移ったのだが、そんな年齢の転職自体が珍しく、それこそ白眼視されかねない時代でありながらも、転職後の三菱商事社内において、こそこそと息をひそめていたわけではなかった。

三菱商事では、広報室にいた私が進めようとしていた企画に常務が反対しているという噂が伝わってくれば、直接、常務のところに行って、「今回はこのまま企画を進めさせてください」と、お願いをして承認してもらったこともある。

また、社内で何かの問題が起きたようなときには、マスコミ対策として「社長はいないことにしておくように」と指示されることが多いのだが、「記者たちに直接事情を話してほしい」と社長に直談判したこともある。

いまから振り返れば、転職したての二十代の社員の行動としては生意気なものだったに違いない。しかし、それでクビを切られるようなことはなく、むしろ認めてくれたのだから三菱商事というのは実にふところの深い会社である。

小さなことでも大きなことでも、行動を起こすかどうかとためらっていたのでは、何も始まらない。

人間などというものは、変身しようと思えば何歳からでも変身できる。

要はそのきっかけを自分で見出し、つくれるかどうかというだけである。

■社会的信頼を失った、BCGへの転職

失敗を恐れていては、何も始まらない。

五十歳でクビになるより、三十代でクビになるほうが潰しが利くとも書いたが、そのほうがむしろ安全だと言ってもいいだろう。

「安全」などという言葉は使いたくもないのだが、空気を読みながら「株式会社○△×のスペシャリスト」として五十歳までやってきていたような人がいきなりその会社から放り

出されたならば、本当に何もできないし、どこからも救いの手は差し伸べられない。

それよりも三十代でクビになり、そこで苦難を乗り越える経験をしていたほうが、いろんな意味での対応力がついてくるわけである。

私の二度目の転職は三十五歳のときのことだった。

三菱商事からボストンコンサルティンググループ（BCG）に移ったというのは、当時としてはずいぶん思い切ったことだったようだ。と私のクラスメート達は当時を述懐する。いまでこそ「ボスコン」などとも呼ばれて、世間から羨望（せんぼう）のまなざしが向けられることもあるのかもしれないが、私が転職した一九八一（昭和五十六）年当時には、BCGなどと言っても、どこにも通用しなかった時代なのである。転職自体が白い目で見られていたなかで、三菱商事を辞めて、そんな会社に行くことは、正気の沙汰（さた）ではないようにさえ言われたものだった。

ある人にはこうも言われた。

「三菱商事に勤めていたなら、銀座のクラブに行っても、名刺を一枚差しだすだけで、ママの信頼を得られる。でも、そんなボストンなんとか……などという会社の名前を口にしても、銀座のママどころか、誰からも信用してもらえなくなるだけだ」と。

ＢＣＧに入社した初日、現実としてそういうものなのかをたしかめたいと思って、私はその朝もらったばかりのＢＣＧの健康保険証を持って会社から二十メートルしか離れていない消費者金融に一〇万円を借りに行ってみたのだが、ろくに審査もされずに断られた。それで私は、その忠告が正しく、ＢＣＧという会社には一〇万円を借りられるだけの信頼もないのだということを確認したのである。

ＢＣＧに転職する際には、本当にそれでいいのかと自分自身悩んでいたのは事実だった。だが、考えてみれば読売新聞には四年半しかいなかったのだし、三菱商事には七年半いたのだが、そのうち二年間はハーバード大学の経営大学院に留学させてもらっていたので、実質的には五年半しかいなかったことになる。

平均すれば五年半ずつ二つの会社で働き、三十五歳になっていたわけである。だとすれば、あと五年ずつさらに五つの会社で働き、六十歳になるのもいいのではないかと思ったのだ。ほとんどの人がひとつの会社で定年まで勤め続けるのに対して、自分は二つの会社に勤めるというのでは代わり映えがない話になるが、七つの会社に勤めるのであれば、それだけ自分の人生がリッチになる気がしたのである。

今から考えると七回も転職しては誰にも相手にされないと思うが、その当時はそう考えていた。

■「何かを始める」のに遅すぎることはない

大学を卒業して企業に就職した時点で守りに入ってしまう人も少なくはないのだろう。そうではなくても、三十歳、四十歳という年齢を迎えたところに、攻めの姿勢を失い、完全な受け身になってしまう人が多数派であるには違いない。

私が以前、慶応大学で講義をしていたころ、ある学生から「これからこういうことをしようかと考えているんですが、いまからではもう遅いでしょうか？」と相談されたことがある。

「キミはいま何年生だ」

「三年です」

「年はいくつだ？」

「二十一歳です」

別にそれが二十三歳でも二十五歳でも同じことなので、わざわざ年齢を確認するまでもなかったが、それだけ聞いた私は「二十一歳で始めようとしていることに、遅いかどうか迷いを持つようなことは何もないだろう」と相談自体を一蹴（いっしゅう）している。

もちろん、世界で通用するピアニストやテニス選手になろうというならば、それについてはたしかに難しい。不可能とまでは言わないが、そうしたジャンルにおいては、四歳、五歳といったころから本格的な練習を始めている人たちと競い合っていかなければならないのだから、よほどの素質がない限りは限界が出てくるのも仕方がない。

だが、そういうことではなく、**新しい勉強を始めようとすることや、新しい仕事を始めようとすること、事業を興すといったことに関していえば、どんな年齢でも遅すぎるなどということはあり得ない。**

私にしても、三菱商事に勤めていながらこれからどうしていくかと悩んだ末に、三十歳を過ぎていながらコソコソ会社に近い上智大の夜学に通いはじめて、三十三歳でハーバード大学に留学しているのだ。いまでこそ、企業がそうした年齢の幹部候補を留学させるようなケースも珍しくはなくなっているとはいっても、この当時の感覚でいえば、明らかに遅かった。

しかし、そこで尻（しり）ごみなどはしなかったからこそ、その後の未来が拓けていったのも間違いないことである。

そうしたことをその学生に話して聞かせると、「ありがとうございました、勇気をいただきました」などと返されたが、そんな言葉を聞かされること自体がバカらしかった。「勇気をいただいたなんて冗談じゃない。そんなことは悩むことでもなんでもないからさっさと帰れ」と追い返したくらいだ。

■「負け続け」を許容する人生設計

ＢＣＧに転職する際、五年ずつ七つの会社で働くのもいいだろうと考えたのにしても、少なくとも五十歳になるまでは「インプット優先の時期」にすればいいと考えていたからだった。インプット、そして、それに対するアウトプットというのはどういうことかと言えば……、**インプットというのは努力を惜しまずなんでも吸収していくことで、アウトプットというのは自分が受けられる社会的な評価や収入のことだと考えてもらえればいいだろう。**

四十代のうちは、守りになど入らず、努力を惜しまずなんでも吸収していく。インプットの量とアウトプットの量を比較しても、まだ元気でいられる時期なのだから、アウトプットがマイナスとなり、お金が貯まらず出ていっても構わない。

ただ、五十歳を過ぎればさすがに体力にも衰えが出てくるはずなので、五十代になれば、インプットとアウトプットがおよそ等量になるようにしていきたい。つまり、自分が続けている努力に対して、その評価や得られる収入がそれに見合ったものになるようにしたい、と考えたのだ。

そして、六十代になったら、そこからはやはりアウトプットを多くしたい。

つまり、このころになって初めて、それまでの何十年間かの努力が報われて、努力はそれほどしなくても、それなりの収入が得られているようになることができればいいとも考えていたのである。

自分の人生をそうして「設計」してしまうと、気持ちはラクだった。

いろいろつらい思いをすることは多くても、四十九歳まではマイナスと言える日々を送ることが最初から計画されていたのだと考えられるからである。

野球でいうならば、五回まで負けているのは計算通りで、六回で追いつき、七回以降は万全の継投で逃げ切るという作戦だ。

もとからそういう計画にしていたならば、焦りはなくなるものである。

このように、五十歳、六十歳といった年齢まではリスクのあるチャレンジをしていくのがいいはずだ。

自分の手でチャンスをつくりに行く人生の旅路は、そうして納得のいくところまで続けていけばいいのである。

■バカにされ続けたBCGの日々

ＢＣＧに移ったばかりの三十五歳のころというのは、読売新聞の新入社員時代にもましてつらかったものである。

コンサルティング会社には、会社ごとに独特のノウハウがあるが、そうしたノウハウについては、ハーバードに留学していても教えてもらえるものではない。会社に入ったあとに実践で覚えていくしかないことなのである。

そういうことは理屈としてわかっていたが、このときの私は、ひと回りほど年齢が離れている大学を卒業したばかりの若い社員にバカにされ続けなければならなかったのだ。

「〝今度、東大を出て、三菱商事に行っていて、ハーバードでＭＢＡそれも日本人ではじめてベーカースカラー（最優等生に与えられる称号）を取ってきたすごいヤツを採った〟っていうウワサを聞きましたけど、堀さんはこんな単純な分析もできないんですか？」

なにかにつけて、こんな言葉を聞かされるような具合だったのだ。なんだか読売新聞に入った時、いわれ続けたようなセリフを再び聞かされる毎日が再開された。

「ふざけるな、バカ野郎！」と蹴り飛ばしたいのはヤマヤマだったが、それを我慢して私は、その彼を「先輩」などと呼んでいたのだ。

いまでも忘れられないほど屈辱的だったのは、「このグラフのゼロはどこにあるんですか？」と質問してみたときのことだった。詳しくは書かないが、そのグラフは対数（log-arithm）のもので、対数にゼロなど存在しない。それがわからず質問してしまったのだが、そのときに相手は、鬼の首でも取ったように喜々としてこう言ったのだ。

「堀さん、それ、本気で訊いてるんですか？　対数のグラフにはゼロがないってことくらい知ってますよね。東大出ていて、本当にそんなことも知らないんですか」と。たしかに十六歳の時、対数を学んだがそれから二〇年近く、関係がなかった対数である。

このときも怒りを抑えるのは大変だったが、そこでひと回り年下相手に感情的になっても仕方がないと冷静に考えた。とにかく、その時点で私が、ＢＣＧでの仕事がまったくできないのは間違いなかったし、そんな相手であっても、同じ土俵に立てるようになるまでのあいだには教えてもらうより生きる道はないと考えたのである。

いやらしい言い方にはなるが、そこで私は、その彼を懐柔しておくのが得策だと思った。そのため、彼を食事に誘ってご馳走したり、飲みに誘ってみたりした。そうして、さまざまなノウハウをいただいた。

■聞くは一時の恥、聞かぬは一生の恥

「聞くは一時の恥、聞かぬは一生の恥」とも言うが、まさにそのとおりである。

わからないことを質問したとき、バカにされたのは事実だし、馬鹿にされたときに頭に来たのも事実である。

だが、聞かないでいれば一生の恥になっていたのも間違いないし、それを思えば若造にバカにされたことなどはたいしたことでもなんでもない。

こうしたエピソードについては、これまで人に話したこともほとんどなかった。私にしてもさすがに、こんな話をすることは恥ずかしく思う気持ちがあったからだ。

ただ、このように私は、読売新聞時代にも三菱商事時代にもMBA時代にも、人並みの苦労というか、それ以上の苦労をしているわけである。そしてなによりバカにされてきたのである。どこにいっても、うまく事が運んでいたわけでは決してないのだ。

しかし、それを耐えて努力を持続できたのはなぜかといえば、先にも書いたように〝五十歳まで苦労するのは当然〟という人生設計を立てていたからだ。

そしてもうひとつ、前章でも書いたように、「明確な目的意識」があったからこそ、自分をぐらつかさずに済んだのである。

■「計算外」だった社長就任

ただ、私が立てていた人生設計はこのBCG時代に「計算外の方向」に動き出した。

一九八九（昭和六十四）年に、BCGの代表取締役社長に就任することになったのだ。四十代のうちはインプット優先で地位や収入は求めないはずだったのに、四十四歳になる年に社長になったのだから、予定が〝前倒し〟になってしまったわけである。この当時はまだ、BCGの一般的な知名度もそれほどではなかったので、BCGの社長といっても、それほど周囲に誇れることではなかったが、それにしても、年収は七、八〇〇〇万円くらいになっていたのだ。

そしてその後はさらにテレビに出演するような機会も増えてきたかと思えば、講演を頼まれるようにもなったりして、個人的な知名度もそれなりについてきた。それにともない、年収も億を超えた。

私の計画でいえば、インプットとアウトプットが等量になるのが五十代になってからで、それなりの見返りを得られるようになるのは六十歳になってからのはずだったのだから、これではいかにも早すぎた。

東大を受験した際にも、二月までにやる予定だった勉強が一二月に終わってしまったことで浮き足立ってしまっていたところがあったわけだが、このときも私は目標を見失って、おろおろしている部分があったのだ。

いつまにか私は「ボストンの堀さん」としてそれなりに有名になっていたし、運転手付きの車で銀座のクラブに飲みに行き、ファーストクラスの飛行機で世界中を飛び回るようにもなっていた。そのようなことになる前は、計画を組んで努力をしてきたが、それによって得られたこの地位にあぐらをかいていたのでは自分自身がダメになる気がしたのである。

それで、どうすればいいのだろうかと悩んだ挙げ句、自分で会社を興してもう一度スタートラインにつくことにした。

■億単位の年収を捨てる勇気

正直にいえば、ＢＣＧを辞めて会社設立を実行に移すのにはそれなりに勇気が必要だった。

その時点で得られていたものが大きすぎたため、失敗したらどうすればいいのか、と簡単には決断できなかったのである。

日本社会というものは、上昇気運にある人間のことはとことん持ち上げるようにする一方で、いちど階段を踏み外したときには、とことん冷たくなるものだ。

「ボストンの堀さんは、コンサルタントだなんて言って偉そうにしていたけれど、実際に自分でやってみたなら、経営に失敗しているじゃないか」というように死者に鞭打つのにも似た罵声を聞かされる状況が容易に想像できたのだ。

だが、そういうことまでを考えているうちに、新しい事業に失敗したなら、裸一貫でアメリカに行って、さらにまたイチからやり直せばいいのだとも考えられたのである。コンサルティングというのは技術であり、それを身につけているということは一種の「職人」になっているのと変わらない。そのため、そうしたやり直しも可能だと考えたら少し気が楽になった。なんといっても手に職があるというのはありがたいことである。

■五十五歳のチャレンジ

そうして私が会社を興すと決めたあとには、田原総一朗氏が私の家まで押しかけてきて、玄関のインターフォンをピンポンピンポンピンポンと鳴らしてきたのだから驚いた。

いや、そのときの私とすれば、「田原さんが俺の家なんかに来るわけがない」と思っていたので、田原氏に似た人が玄関前に立っているのではないかとも疑ったほどだった。万が一、田原氏が私の家に来るのだとしても、その前に電話くらいはくれるだろうし、それが本当に田原氏なのかが信じきれないまま、半信半疑で玄関のドアを開けに行ったのだ。

そこに立っていたのがホンモノの田原氏だったのである。

「ボストンを辞めて会社をつくるという話を聞いたが本当か？」と、田原氏はそれをたしかめにきたわけだった。

そうだ、と答えると、「それで失敗したらどうするんだ？　いまのままボストンで社長をしていたら一生安泰だろ」というように心配してきてくれたのだ。

そうした受け答えをしているなかでは「ボストンのなかで何かうまくいかないことでもあるのか？」とも質問された。そのときに私は「いや。みんな、私の言うことをよく聞いてくれる部下ばかりなので、ボストンの社長を続けることには何の問題もない」と答えているし、それももちろん嘘ではなかった。

そうしているうちに田原氏は「羽交い締めにしてでも、ボストンを辞めさせない」「お前が会社をつくるのをやめるって言うまで、俺は帰らない」と熱くなってきた。

田原さんの後輩想いのやさしさは身にしみた。

実際は、いろいろ話を続けたあとに田原氏は帰っていかれたが、それほど親身に私のことを心配してくれたわけである。また、それほど必死に私の起業を止めようとしたほどに、そのころの私は、安定した成功を得ていたことになる。

それでも私は田原さんの言うことをきかなかったわけだ。

六十歳で無一文になるのを恐れて何もしないのと、そのときはそのときと覚悟を決めて、やりたいと思ったことを実行に移すのとでは、どちらがいいかを考えて、そう決めたということである。

この決断をくだすためにはさんざん悩んだ。

しかし、結果として私が、五十五歳でＤＩを設立するというチャレンジを選んだのは、何かを失うことを恐れていては人生は本当につまらないものになると思ったからである。

安定を放棄してこそ再成長がありうるという一点に賭けたのである。

■私の人生における「五回の大勝負」

大きなことから小さなことまで、人生のなかではさまざまな勝負ごとが待ち構えているものである。しかし、そんな勝負ごとで何が問われるのかといえば、その勝ち負けだけではないと思う。

勝ち負けこそが勝負ごとのすべてだろう、と思われる人もいるかもしれないが、そうではない。「勝つか負けるか」よりも「やるかやらないか」。立つか立たないか、戦うか戦わないかが本当は大切なのである。

どんな勝負をしているときにしても、最後の最後にはそうした姿勢が問われてくるものであり、勝敗よりも、その選択における意志と決断が人生を左右していく。

いまが勝負時なのか、そうではないのか——。

そういう判断には慎重になるべきなのには違いないが、その一方では〝慎重になりすぎない思い切りの良さ〟も重要になってくる。

人生の中で、勝負時はそう何度もあるものではない。だからこそ、ここが勝負時だ

と判断したならば、そのときには迷いを引きずらずに、ここぞという瞬発力を発揮しなければならないのである。

私の場合でいえば、最初の勝負時はやはり、一年計画で東大を受験したところにある。

二回目の勝負時は、読売新聞を辞めて三菱商事に移る決断をしたときのことになる。転職そのものが白眼視されたこの時代には、三菱商事に行っても不遇のまま終わる可能性は高かったのだから、この転職をプラスにできるのかと、ずいぶん迷ったものだった。

三回目の勝負はハーバード大学への留学を決断したときだ。このとき私は三十三歳だったのだから、普通の人なら会社における自分の居場所を固めていく時期にもなっていたことだろう。留学しても落第する人間はけっこういるということも知っていたので、自分は大丈夫かという心配ももちろんあったのだ。

そして、四回目の勝負は三菱商事からBCGに移ったときだ。すでに書いているように、当時の日本におけるこの転職は、わざわざ社会的信頼を失うようなものでもあったのだ。三菱商事は社員を本当に大切にする会社だけになおさら決心がしにくかった。

そして五回目の勝負はもちろん、BCGの社長として、億単位の年収を得るほどの成功を得ていながらも、その地位を捨ててドリームインキュベータを設立したことである。このときの私は五十五歳になっていたが、六十三歳になった現在までに関していえば、これが最後の勝負時になっていた。もう一回は来るような気もするが。

■人生の「勝負時」とは?

いろいろあった人生の中でも、本当の勝負はたった五回しかしていなかったことになる。

その一つひとつが、大きなリスクを抱えるものだったには違いないのだが、ここが勝負時だと思えば、そこからは乾坤一擲(けんこんいってき)！　最善策を考えて全力を尽くすのは当然であるが、ある程度、勝ち負けは度外視しなければならない。

こうしたところで勝ち負けにこだわりすぎていたり、その結果を最初から気にしすぎていたのでは、勝てる試合も勝てなくなるものだからである。

そしてまた、本気で勝負に打って出たなら、たとえ負けたとしても、そこで得られるものは大きなものになるはずなので、次の勝負機会を窺(うかが)えばいいだけの話である。

私の場合は勝負時は五回だったが、普通であれば、それよりは少なくなるものなのかもしれない。

人生のどこかで勝負時を見つけて、後先を考えないくらいにがむしゃらにやってみるのがいいだろう。

人生の中で、勝負時を一度も見つけられないままでいたならば、その人の人生は悔いが大きすぎるものになってしまうのだ。

2 「リスク」と「投資」の捉え方

■リスクはどこにでもある！

何かのアクションを起こすかどうかと考えるとき、そのリスクを計算するのは当然と言えようが、リスクに過敏になり過ぎていてはしょうがない。

それは、個人の転機、といった問題に限らず企業の商品開発などでも同じことだ。

この商品を発売するにはこういうリスクやこういうリスクがあるのではないか、と懸念されるのが普通であり、そうした不安材料がまったくないケースなどはそうそうない。一〇〇％の勝算がなければそれに踏み切れないというのであれば、永遠に同じ位置に留まっているしかないのである。いや、何のアクションも起こそうとしないのであれば、個人にしても企業にしても、同じ位置になどは踏みとどまってはいられず、ずるずると後退していき、居場所を失うだけである。

人間が生きている限り、そして企業が事業を続けている限りは、リスクがないことなんてあり得ない。

そこにリスクがないようにはできないか、などと考えているのは、昭和や平成の日本で生きているサラリーマンくらいではないのだろうか。

大学を出て、二十二、三歳で就職すれば、六十歳まではその会社に勤めさせてくれる。何かの貢献ができれば部長くらいになれるかもしれないし、それほど特別なことはできなくても無難に過ごしていたなら少なくとも課長くらいにはなれるだろう。そして定年後には、退職金と年金で暮らしていき、子どもたちや孫の成長を見守っていけばいい——。

終身雇用制度が崩壊したと言われるなかでも、リストラに遭ったりするのは一部の人たちだけで、普通にしていればそうした一生を過ごせるのではないかと考えている人はまだ多いことだろう。しかし現実は、それほどあまくはない。リストラに遭う人たちが例外的存在などではなく、そんなふうに考えていてそのまま定年まで無事に過ごせるほうが難しい世の中になっているのだ。

世界の歴史を振り返ってみても、それほど安定した世の中などはどこにもなかったし、戦後の日本で生きてきたサラリーマンを除けば、世界中の人たちが自分たちが厳しい競争社会を生きていることを自覚しているものである。

■ニートたちが四十歳になる日

いまの日本では、ニートの最年長者がとうとう四十歳に差しかかろうとしている。現在はまだ見過ごされているにしても、そのうち四十歳を超えても定職に就いていない人たちが、何十万人何百万人にもなっていくのだ。

これは少しも大げさな話ではない。現在、十五歳から三十四歳までのニートが六〇万人台にまでなっているのである（各種統計などでは、ニートとは十五歳から三十四歳までの層を指す言葉として用いられることが多い）。そうした人たちが四十歳になろうとしているころに就職したいと考えても、その受け皿がどれだけあるかを考えてみれば、彼らがどうなっていくかは想像されよう。

どうして、こうした事態が迎えられたのかといえば、まず日本がそれなりに豊かな国となり、少子化も進んでいるため、一人の子どもの面倒くらいは親がみていられる場合が増えているということが大きい。

第二に、家族制度の名残とも言える日本人的なメンタリティで、子どもが成人したあとも家に住ませておくことを不自然に思わない人が多いことがある。家に住んでいる子どもに小遣いを与えたり、都会に出て就職している子どもに仕送りを続けるといった、いわゆるバカ親も多いが、そうした行為がバカ親のそれに当たるとは、本人たちが認識できなくなっているのだ。

第三には夢や希望が持ちにくい社会になっているということがある。これは、社会の問題でもあれば政治の問題でもあり、教育の問題でもあり子育ての問題でもあるので、一概にニートやその親の責任だけを問いにくい面もある。

■世界における「都会と田舎の経済」

いずれにしても、いまはまだ親に面倒をみてもらえているニートたちにしても、近い将来、そうではなくなるのだから、問題は大きい。一生不自由しないほどの遺産をうけた人たちを除けば、その生活はどんどんと立ち行かなくなっていくのである。

現実に、三十代のニートが働き口を見つけようとしてもうまくいかないというケースは出てきているし、そうした問題と無関係ではない部分を犯行理由とした通り魔事件なども起きてきているわけである。

ニートの場合とは対照的に、年老いた両親のいる田舎ではどうにも就職口が見つからず、パートの低い賃金では生活がままならないが、親を残して、仕事のある都会に出ていくかと悩んでいるような人も全国各地にはたくさんいるものだ。

世界中、どこの国、どこの時代を見ても、都会は富裕層と貧困層が同居する場所であり、田舎は富裕層も貧困層もいない場所であるのが基本である。

そしていまの日本では、都会ではその格差がさらに明確で厳しくなっていき、田舎では貧困層として生活しようとしてもそれすらも許されない状況になってきている。

社会というものはそれほど厳しいのが当然ではあるのだが、現代に生きている日本人たちは今後そのことを身近な問題として痛感していくしかないのだろう。

■「生存のための競争」は歴史的常識

地方で行きづまった人が都会に出てなんとかしようと考えるのは、一八世紀ごろに始まり、それ以来、世界各地で続いている普遍的人類の歴史のようになっている。

また、いまの日本でいえば、地方にはどうにも仕事がないのでどうするべきかと問われれば、「東京に出て勝負してみる」ことを勧めるしかない状況になっている。

しかし、そうした話をしたときには、それに続けて、「それでなんとかなりますか？安全ですか？　心配はしないでいいですか？」という質問を受ける場合もよくあるものだ。

そんなことを確認しようとする発想自体があまりにもバカげている。この世にはもともと安全が保障されているようなことは何一つないのである。

都会に住んでいようが田舎に住んでいようとも、極端な話をすれば空から飛行機が落ちてきてもおかしくはないのだし、日本で言えば、全国どこに住んでいようともいつ大地震が起こるかわからない。

生活をしている以上というか、生命体である以上は、絶対的な安全を保障されることなどはあり得ず、常に危険にさらされているものである。

そんなことは生物学を学んで食物連鎖を考えてもわかるし、病原体の進化の歴史を振返ってもよくわかる。

ウィルスから人間まで、地球上では常に生存のための競争が繰り広げられているということは、わざわざ私が言わなくても、ダーウィンの『種の起原』を読めば、書かれていることなのである。

『種の起原』の存在は知っていても読んだことがない人がほとんどなのだろうし、たとえ読んだことがあっても、この本にはそうした根源的なことが書かれているのだと認識できない人も多いのかもしれない。また、感覚としてはそれをわかっていた人にしても、ことが自分の話になると、忘れがちになってしまうということもあるのだろう。

しかし、人間も含めた生命体は、常にそれぞれの生存を賭けて戦い続けてきているのが事実である。

■シロウト投資家は、プランクトン

私は、「シロウト投資家プランクトン説」というものも立てている。

最近はインターネットを使って株の売買（ネットトレーディング）のほか、外資や商品の取引を行うサラリーマンや主婦などが増えているが、こうした人たちはみんな、生態系の中で言えば、魚（＝プロ）のエサになるために生きているようなものだということである。

魚とすれば、プランクトンはできるだけたくさんいたほうがお腹が満たされるものなので、そうした取引を始めるシロウトが増えていくようにとそそのかしているわけである。

企業に就職しなくてもネットトレーディングで食べていけると考える大学生や、会

社勤めをしている夫よりも稼げていると自慢する主婦もいるようだが、それで勝ち組になれると考えるのは錯覚だとしか言いようがない。

たしかに半年や一年といった期間であれば、うまくいって資金が増えていく場合もあるだろう。しかし、そのまま一〇年間、勝ち続けられるかといえば、そうはいかず、遅かれ早かれパンクすることになるものである。

どうしてかといえば、シロウトが手に入れられる情報は、プロが扱う情報とは質も量も圧倒的に違うからだ。

シロウトが手に入れられる情報などというものは、プロからすればすでにどうでもよくなっている、鮮度に欠けたものだけだ。プランクトンをおびき寄せるために撒かれているエサのようなものが、そうした情報なのだと理解しておくのがいいだろう。

現在の日本では、高齢者に貧乏をさせて、哀れな末路を送ってもらう犠牲によって全体を調整しようとしているということはすでに書いているが、ネットトレーディングにしても構図はそれと変わらない。

先には「シロウト投資家プランクトン説」と書いたが、「庶民プランクトン説」というふうに書き換えておいてもいいくらいである。

私が、いまの世の中の動きを言い表すためにつくった言葉に「矛盾は弱者に解決させる」というものがある。

結局、庶民＝弱者は、強者のいいようにされて泣かされ、強者はそれをそもそもの前提にして勝ち残っているという図式になっているということだ。

■「真のエリート」とは何か？

多くの人が誤解していることだと思うが、「真のエリート」とは何なのか？

いい大学に入って、一流企業に入ったりキャリアと呼ばれる身分になることがエリートなのかといえば、それは違う。ヨーロッパにおけるエリートと大衆の違いがどれほど明確であるかを紹介すれば、誤解を招きやすいので、ここでは書かないでおく。

しかし、ひと言でエリートを定義するならば、それは〝大衆のために犠牲になる精神を持っている人間〟ということになる。

いまの経済界や政治の世界においては、その真逆の人間が真逆の発想で、全体を仕切るようになってしまっているわけである。この本を読んでくれているような人たちには、単なる成功者ではなく真のエリートになることを目指してほしいと願う。

そしてまた、「空気を読むか、読まないか」という点に関して、どうあるべきかというところに話に戻すのであれば、**大衆にあまんじていようとするならば空気を読んで生きていくことも否定はしない。そうして、強者に搾取されてしまうものをできるだけ小さくしていくのを心がけるのが、つまらないながらも無難な生き方だ。**

しかし、エリートを目指すのならば、そうはいかない。

空気を読むことだけを得意とした迎合主義者がトップになど立ってしまえば、政治にしても経済にしても、いい方向に向かいだすことはあり得ないからである。

そしてまた、自分の信念もなく周囲に迎合しているだけでは、自分がエリートコースに乗っているつもりでいても、いずれ足元をすくわれることになる。

■五十歳になるまでは自分に投資！

この章のまとめとして書いておきたいのは、年齢や境遇などには関係なく、誰もに夢や目標を持って、それに向かってたゆまぬ努力を続けてほしいということである。

目標があり努力をしているのであれば、それがとんでもないほど大きな目的であろうとも、ささやかな目的であろうとも、周囲の人間の感動や共感を呼ぶものだ。ベトナムのピーターたちの話にも通じる部分がある話だが、そのことが、周りの人間に「支援をしたい」「手伝ってあげたい」といった気持ちを起こさせることにもつながっていく。

ただ、目標はささやかなものでもいいと言っても、それが「一〇〇万円貯めたい」というようなことなら話は別だ。

一億円を貯めたいというならまだしも、一〇〇万円を貯めて何になるのかと、がっかりさせられるだけだからである。もちろん、一〇〇万円という金額をバカにしているわけではなく、その価値の大きさはよくわかっている。しかし、一〇〇万円を貯めたことで保障される安全などはどこにもないのである。

私自身が立てていた人生設計がそうだったが、二十代、三十代、四十代のうちは「自分に投資」することをまず心がけてほしい。

お金を貯める余裕や暇があるならば、勉強しろ、チャレンジを続けろ、ということである。

第五章　「同じであること」をやめる！

1 「沈滞」から抜け出す方法

■二番手になりたがる愚かさ

いまの世の中においては、二番手になろうとする人間が増えすぎている。

一番手と二番手というものは、たとえタッチの差であってもどちらかに分けられるものであり、一番手になるメリットは二番手に終わるのとは比べものにならないほど大きくなってくる。はっきり言って、その差は、決定的なほどである。二倍、三倍といったものではなく一〇倍、一〇〇倍になったとしても少しも不思議ではない。

にもかかわらず、二番手にあまんじようとするのはどうしてなのか。

一番手になることではリスクも発生するので、それを避けるために二番手におさまっておくのがいいと考えているわけである。受けられるプラスは一〇分の一、一〇〇分の一になろうとも、とにかくリスクを避けたいという「防御に徹底した姿勢のあら

われ」である。

夢も目的意識も感じられない、いかにもつまらない生き方と言えるだろう。こうした発想を持つ二番手の人間ばかりが増えても、世の中が発展していくはずがない。

世の中というものは、分野を問わず、さまざまなところから一番手が出てきたときにこそ、活性化していくのである。

だからこそ本書を手に取ってくれている人たちには、どんな分野でもいいから、自分の決めた領域のなかで一番になることを狙ってほしい。

■クリエイティビティでつけられる差

一番手と二番手の差は、攻めるか守るかの姿勢の問題だけにあるのではなく、「クリエイティビティ(創造性)の差」からも生まれてくるものだ。

私は大学時代に、二番手の会社に入って、その会社を一番にすることに寄与したいというふうに考えていたのだが、読売新聞に入ってその願望は錯覚だったと気付いた。

その時点で私は、一番手と二番手の差がクリエイティビティにあることに気がついていなかったのだ。

たとえば、学校の試験のような分野であれば、二番手の人間が努力をすることで一番になることも充分可能だ。しかし、クリエイティビティの部分で差をつけられているうえに一番手と二番手という序列がはっきりと確立されているならば、それを逆転させるのはなかなか難しい。

もし、それをしようとするならば、がむしゃらな努力だけではかなわず、その業界のなかでそれまで常識とされていた部分を一八〇度変えてしまうほどの発想、すなわちクリエイティビティが必要となってくる。これに関していえば、努力で補える部分と、努力だけではいかんともしがたい部分があるものなのだ。

■トヨタの「かんばん方式」

わかりやすい例としてはトヨタ自動車のケースが挙げられる。

トヨタの強みがどこにあるかといえば、開発されていく一台一台の車の革新性というよりも、その生産方式にあったというのはよく指摘されることである。これまでにもさまざまな場面で繰り返し解説されていることなので、ごく簡単に書いておく。

生産過程におけるムダを徹底的に排除するため、必要なものを必要なときに必要なだけ作って運ぶ「ジャストインタイム」の実現が、一九七〇（昭和四十五）年頃のトヨタでは図られていた。そのなかで、それまではどこの工場でも常識になっていた前工程が後工程へ各種部品などを〝お届け〟する方式をやめて、後工程が必要な分だけを前工程から〝引き取り〟、前工程はそこで引かれた分だけを生産する仕組みに変えたのだ。

言葉の比喩（ひゆ）ではなく、文字どおりの〝一八〇度転換〟であり、この方式を導入したことで、トヨタの生産効率は大きく変わったのである。

当時はコンピュータなどなく、この引き取り作業のなかで、ムダを出さないように情報をやり取りしていた伝票のようなものが「かんばん」と呼ばれていたので、この生産方式は「かんばん方式」と呼ばれるようになった。そして「かんばん方式」ということの言葉が、生産工程を考え直す代名詞のようにもなったのだ。

商品そのもののクリエイティビティが問われる自動車を生産していながらも、自動車そのものよりも生産工程の見直しにアイデアを発揮したというところにクリエイティビティの本領が発揮されているのである。

トヨタのかんばん方式とは比べようのないレベルの話だが、それに似たわかりやすい例をもうひとつ挙げておこう。

私はかつて、ある出版社の編集者と話していた際、「こういう本を書こう」という打ち合わせをするのではなく、「こういうタイトルの本を出そう」と、まずタイトルを決めてしまい、その後に装丁も作ってしまってから本を書きだしたことがある。

その手法がそれまでにないものだったかどうかは知らないが、こうして作ったその本はかなり売れてベストセラーになった。

ケース次第では邪道と言われることもあるのだろう。しかし、新しいこと、人とは違うことにチャレンジしていかなければ大きな成功などはあり得ないのである。

■空気とイマジネーション

一番手を目指すのには、クリエイティビティ（創造性）ともうひとつ、イマジネーション（想像力）が重要になってくる。

KYと呼ばれるような人たちは、はっきり言って、そのどちらにも致命的に欠けている人間たちである。そのうえ、人の気持ちもわからないので、どこに行っても浮いてしまう人間であるわけだ。

クリエイティビティやイマジネーションを発揮できる人たちというのはそれとはまった

く逆になる。

こういう人たちは、周囲の空気を読めるし、人の気持ちを察することもできる。しかし、その空気に同調することだけを選ばず、同調しない部分でこそクリエイティビティやイマジネーションの真価を発揮する。そうして一番手になれている人たちなのである。

既存のものとはまったく違うものを生み出すところで彼らは結果を出している。

どうしてそれができるのかといえば、既存のものの本質がどこにあるかをよくわかっているからだ。つまらないと思っている既存のものに対しても、そのつまらなさの本質がどこにあるかも認識できないような人間であれば、新しいものなどは絶対に創れないということである。

クリエイティブな舞台で活躍する人のなかには、空気の読めないフシギちゃんのようにも見える人がいるかもしれないが、そういう人たちはKYやフシギちゃんなどと呼ばれる人たちとは本質がまったく違うのである。

人間がほかの動物と何が違うのかといえば、クリエイティビティのある発想を持てるということだ。

言葉遊びとして言うのではなく、ひとの真似をするだけならばサルでもできるから「サル真似」と呼ばれる。「学習」というものはもう少し高度なことだが、その根本は、サル真似の延長であり、サル真似が進化したものが学習と言える。

しかし、学習とクリエイティビティはまったく違う。人がやったことのないことをやるのが創造であり、人のやったことをなぞらえているうちは学習の範囲におさまる。要するに、サル真似、塗り絵の域を抜け出せていないことになるのである。

そうしたことを理解したうえで、未開の地へ一歩、踏み出せるかどうかということが、すべてを分けていくことになる。

■「同じであること」をやめる!

前章でエリートという言葉の定義に触れたが、日本人の感覚で誰かをエリートと呼んだ場合には、言ったほうからすればその相手に嫌悪感を持っていることを示している場合が多いものだし、言われる側もそうした呼ばれ方を快く思わないことが多い。

どうしてそうなのかといえば、エリートという言葉を使うことで「普通とは違う人」と分けていることになるからだ。エリートとはすなわち、大衆のために犠牲になる精神を持っている人間のことなのだから、普通すなわち大衆と分けられるのは当然であるのに、それを嫌がる。

なぜならば、それによって〝人と同じではない〟ということになってしまうからである。

そのことがどれだけ愚かしいことかわかっていないのだろうか？

本書の中で一貫して言ってきていることは何かといえば、まさにこのことなのである。

人と同じであろうとするために空気を読むことは、日本人にとってそれなりの価値を持つ美徳にはなっている。しかし、そうして「同じであることを良しとする発想」を持つことはいい加減にやめるべきだと言っているのである。

そうした発想を持ち続けていることは、今後の世界において、人と変わらない平均的な立場を守っていけることにはつながらない。むしろ、自分の立場をどんどん貶めていき、自分を貧困層に向かわせることになるだけなのである。

一番手になることでのリスクを避けるために二番手におさまるのを良しとする発想を持っていることもまた、それと同じであるのは言うまでもない。

そういう生き方を選択しているということは、去勢されているのとも変わらないように見えるのである。

■平成の「去勢文化」

右を見ても左を見ても去勢されているような人間ばかりになっていくのでは、日本の経済も文化も衰退していくばかりになってしまう。

大げさに悲嘆してみせているわけではなく、いまのこうした状況は「いったい何なのだろうか」と頭を抱えたくもなってくる。

こうした人間ばかりが増えているということは、「平成」という時代を象徴しているようにも思われる。明治時代までの日本人はこれほど後ろ向きではなかったはずだし、大正時代や昭和にしても、暗いムードを漂わせることや見当違いの行動をとることもあったとしても、これほど「沈滞した空気」を創りだしてはいなかった。

平成文化をひと言でまとめるならば〝去勢文化〟とでもするのがいいだろう。

額面どおりに受け取られては困るところもあるのだが、去勢文化を勃起文化に変えるくらいの気構えがいまの日本人には必要なはずだ。

いつまでも人と同じであることをいいなどと思っていたのでは、日本の文化は萎えたままとなり、クリエイティビティのある逆転の発想などは生まれてこない。

私のような立場にあると、いろいろな分野で起業した人たちと会う機会も自然と増えてくる。そうしたときに感じるのは、起業して成功している経営者たちはいくつになっても元気でエネルギッシュだということだ。それぞれの人の下半身がどうなっているのかという下世話な事情は知らないが、何歳になってもチャレンジ精神に満ちているのは間違いない。

最近、偶然ながら、数人の経営者と一人の政治家で集まり食事をする機会があったが、気がつくと、経営者のそれぞれが「どうして、ここで立とうとしないのか!?」「今後の政治家人生におけるビジョンや夢はないのか!?」といったことを口にして、その政治家を一斉攻撃する恰好になっていた。あとから考えれば気の毒なくらいだったが、そんなメンバーに囲まれたのが運の尽きだと思うしかないだろう。

経営者から見れば、立つべきところで立つのは当たり前であり、そうした場面において、いつまでも悩んでいるのは歯がゆくて仕方がないようにも見えるのだ。

大きなお世話だと思う人もいるかもしれないが、そうした「勢い」がなければ何も生まれてこないのはたしかなことである。

■限界から見えてくる可能性

最近、私はＤＩの社員たちをかなり激しく怒ったことがあった。その理由について詳しく書くことはできないが、ごく簡単に言うなら守勢に回りすぎているということだった。第一章の冒頭に書いた例とも似ているが、ビジネスにおいてコストを切り詰める方法ばかりを考えていて、どういう付加価値をつけていくかという肝心なところがおろそかになっていたのだ。それで私は「いいものを創ろうとする気が本当にあるのか⁉」と叱咤したのだ。

いいものを創るためには、予定外のコストをかけなければならない場合もあるもので、いいものを創る気があり、それが実現したならば、そのコストが少しも余計なものではないことがわかっていくはずだと言ったのだ。

そのときに私は「守りに入った仕事をしたいのならば、我が社から出て行けばいい。新しいものにチャレンジしようという気概がある者だけ残ればいい」とも続けた。

本書の原稿に合わせてそう書いているわけではなく、本当の話だ。

身近にいる人間に対しても、そうではない人間に対しても「チャレンジを続けてほしい」と、私は願っている。

他人のことはどうでもいいといえばそうには違いないのだが、日本がこのまま去勢文化を脱けだせずに、どんどんと世界に後れをとっていくのを見ているのは忍びない。

チャレンジをしないで生きているということは、私に言わせれば、死んでいるのとも変わらないことである。

読者の皆さんは、自分がどれほどの可能性を持っている人間であるかが正しく判断できているのだろうか。

自分自身を過小評価しすぎている人も多いのではないかと思う。

なぜならば、一度、限界まで何かにチャレンジしてみない限り、可能性というものはそもそも生まれてこないものだからである。その状態での「可能性ゼロ」が自分の能力だと考えるのでは自分の人生に対してあまりにも投げやりで無責任すぎる。

限界にもいろいろあるが、肉体的な限界のことだと考えてもらっても構わない。いちど力尽きて倒れるくらいまでチャレンジをしてみてこそ、自分の限界というものが見えてくる。そして、そのときに初めて、自分の持つ可能性というものも見えてくるのだ。

■強者と弱者を分ける「知恵」

人類の歴史、あるいは地球上における生命体の歴史を振り返ればわかることだが、歴史というものは強者の支配によってつくられていくのである。

そこで言う「強さ」には、腕力・武力も多少は含まれるが、それだけではない。**「知恵がある者」が強者になって、弱者を支配する構造になっているのだ。**

だからこそ、ライオンではなく人間がこの世界の中心になっているのである。

世界の歴史を見ても、現代社会のなかでの国の関係を見ても、結局、知恵の面で優位に立っている強者が上に立つようになっている。

日本においては、鎖国政策を無理やり解かれて、江戸時代から明治時代へと移っていく過程において、本能的にその事実に気がついたのは奇跡的なことだった。

あの段階で、士農工商という身分制度を解いて武家社会の幕を下ろし、四民平等を基本とする近代社会に急速に移行していったのは、見えない力が働いているかのようでもあったのだ。それができたがために、身分を問わずに学問を身につけようとする人たちが増えていったのだ。そして、競争社会となって、どんな生まれであっても知恵を身につけてさえいけば、社会的立場も〝逆転〟できる環境ができていったのである。

あの転換がもう少し遅れていたならば、日本の現在はまったく変わったものになっていたことだろう。転換が遅れていれば、太平洋戦争に打って出るようなことはなかったかもしれないが、GDP世界二位の国になることもなかったはずである。

■意味をなくしていく学歴

今後の世界がどうなっていくかを考えたときにも、優秀な教育機関で勉強をして知恵をつけていった人間が知恵のないものを支配していく構造が続いていくのは間違いない。

ハーバードなどを出ている「人類の英知」と呼ぶべき者たちが、大衆の犠牲になるのを厭（いと）わぬどころか、ただの金儲けのためにヘッジファンドでその頭脳を使っているのは嘆かわしい。

しかし、知恵のある強者がその頭脳を何に使おうとも誰にも止められないのである。そうした世の中の流れにあって、いまの日本人は自滅への道を着実に歩み続けているようにしか見えないものだ。

モンスターペアレントたちは、自分の子どもたちを東大や慶応などに入れれば、それで将来が保証されるとでも考えているかのようだが、それで有利になるのは、狭い日本社会の中でスタートラインに立つ瞬間くらいのものである。いくら東大や慶応を卒業していても、在学中に目的意識をもって吸収したものがないのであれば、その後は就職した企業のなかでも何のプラスにもなりはしない。

ましてや、現代のグローバリズムのなかで、ひと握りのエリートと残りの大衆とに分類する際には、ただの東大出は疑いようもなく残りの大衆に分類されていく。

いま、世界のなかでそうしたことを理解していないのは日本人くらいになっているのではないのかとも思われる。

■ジリ貧の日本経済

そのような現状の中で、世界の動きを理解している優秀な日本人もいないわけではない。

しかし、そうした日本人がどうしているかといえば、この国の未来に絶望して早い段階から世界に出て行き、勝負の舞台を日本から世界へと移しているのだ。

母国で生きていくことができなかったために外国に出て行きながらも、しっかりと自分を成長させたあとには母国に戻ってくる者も現れるベトナムなどとはまったく逆の図式になっているのである。

真のエリート候補と言える人たちがどうして日本に絶望するのかといえば、話は最初に戻る。「同じであることがいい」とされる日本にあっては、他と比べて突出することがプラスにならず、むしろ潰(つぶ)される材料にもなりかねないからである。

そうした際、彼らにはどういう選択肢があるかはおわかりだろうか。

まったく遠慮などはしないで、自分のやれることをやろうとする者もいるのだろうが、それとは逆に、まったく何もしないで大勢のなかの一人になりきってしまうこともあるわけだ。また、自分のやれることのうち日本社会が許容してくれそうなギリギリのところがどこにあるかを考えて、妥協しながらやっていくタイプもいるもので、そのタイプがもっとも多いのではないかと考えられる。

つまり、自分の能力、あるいはやりたいことや言いたいことが一〇あるとしても、必要以上に波風を立てないで済むレベルが三や四だと判断したならば、三や四までの範囲でやっていくということである。

本来ならば、日本の未来を拓いていくための期待をかけられるエリート候補たちが、こうした生き方を選択しているのでは、今後の日本経済はジリ貧である。

私はかなり以前から「この後の日本は貧乏になっていく」と口にしていたが、現在の状況から言えば、まっしぐらにそこに向かっているようにしか見えない。

これまでに私は冗談で「いまの日本のビジネスパーソンたちの子どもや孫が中国に行くときは、中国の労働力を活かそうとして進出していくようなことではなくて、中国で安い仕事が見つかったときに行くことになるだろう」とも言っていた。これが冗談ではなくなりそうになっているのだから弱ったものである。**中国に限らずともベトナムでもモンゴルでもインドでも、日本を逆転していき、〝日本の安い労働力〟を求めるようになる日が近い将来のうちに来ないとは言えなくなってきている。**だからこそ、こうした冗談も気軽に口にはできなくなってきた。

日本の未来がそこまで絶望的になっていて、現在のあり方を考え直さない限りは、その流れを止められない情勢になっているということは、日本人の誰もがよく認識しておかなければならないことである。

2　「人生」を分ける決断

■サラリーマン女工哀史

語弊のある言い方になるかもしれないが、サラリーマンというのは現代の女工哀史だという気がしないでもない。

わざわざ解説するまでもなく、『女工哀史』とは大正時代に書かれた細井和喜蔵（わきぞう）によるルポルタージュだが、紡績工場で働く女工たちの過酷な生活そのものを指して使われる言葉になっている。農家の幼い少女たちが、吹雪の峠道を越えて工場へと働きに出ていく『あゝ野麦峠』（山本茂実（しげみ）著）の世界である。

最近では、「外国人研修生問題」で日本に来日した外国人たちが、研修とは名ばかりの過酷な労働を低賃金で強いられている状況を差して、〝現代版女工哀史〟などと表現される場合もあるようだが、日本のサラリーマンにしても大差はない。

もちろん、給与水準などは違うし、大正時代の女工のように人身売買にも近いようなシステムのうえに成り立つ過酷すぎる労働環境があるわけではなくなっている。しかし、異常なほどの残業を強いられ過労死する人も出ているのは事実である。

そうした極端なケースに限らずとも、**一年のうち、一日のうちの相当の時間を会社で過ごし、定年までは仕事のことしか考えられないような生活を送っているのである。それで、定年を迎えたころには身も心もぼろぼろになっているのだから、「長いスパンで見た女工哀史」と言ってもおかしくはない。**

私は三十五歳でそれに気が付き、そうした女工哀史にピリオドをつけようとしてBCGへの転職を決めたのである。

外資系のBCGに行っても雇用されている身分であることは変わらなかったが、その時点で私は、ひとつの会社に一生を捧げるような生き方をするのはやめようと決意していた。先にも書いたように、このときの私は五年ごとに会社を移っていけばいいと考えていたわけだが、結果としては、このときの転職があったからこそ、その後の独立に結びついている。

■失敗の傷と、失敗の力

私にはこれまでに五度、本当の勝負時があったということはすでに書いているが、BCGへ移ったときも含めて、それぞれの局面でたしかな勝算を持っていたのかといえばそうではなかった。

それぞれに迷いはあったし、自信を持ちきれない部分も大きかったのだ。

それはそうだろう。未知の世界へと飛び込んでいくにあたって、そこで成功する一〇〇%の自信を持てている者などは普通はいない。もし、そういう人間がいるのだとすれば、その人が持っているのは自信ではなく「過信」と言える。

まじめに生きている限りは、どんな場面なのかに関係なく自信を持てる人間になどはなれるものではない。

だいたい新しいことをやれば、一〇回のうち八回や九回は失敗するのが普通である。私にしても、これまで人生の転機をなんとか乗り越えてきているため、成功の連続だったようにも思われるのかもしれないが、そうではない。

これまでの人生においては、数えきれないほどの挑戦をしてきたのだから、それと同じくらいの数の失敗も重ねてきている。大げさにいうのではなく、私がこれまでに受けてきた傷は、誰にも負けないほどの数になっている。

失敗の数、心に受けた傷の数、実際に体に残っている傷の数……。すべてがものすごい数になっているのである。

自分はこういう成功をしてきた、という自慢はできないが、「それだけの数の失敗をして、ダメージを受けながらも這い上がってきた」ということなら自信を持っていえる。

二度、三度と失敗したことで落ち込んでいる人間がいるのなら、「悩むなら、俺くらい失敗してからにしろ」「それくらいの失敗で挑戦心をなくすのは、あまりにもったいない」と言っておきたい。

ノーベル賞を取るような研究者にしても、一度の研究で結果が出ることなどはあり得ない。一〇〇回の実験をしたなら九回の失敗を経て、ノーベル賞に値するような研究成果を出せているのだ。


失敗の数とは、人生の勲章である。

失敗を恐れることなどはまったくない。

失敗すれば、そこから何か学ぶことができるのである。


そうした失敗を積み重ねていくなかで、不安や心配と戦いながら生きていくのが普通のことであり、私自身もそうだったのだ。

　いまでも私は、自分に自信などは持ってないが、こうした勝負時を乗り越えてきたなかにあっては、肝心なところにおいては、腹を括れるようにはなっている。

どういうことかといえば、「失敗したら、そのときはそのときで、またイチから頑張ればいいんだ」という気持ちになれるということである。絶対に勝てるかはわからないにしても、負けたときは負けたときとして、思い悩む気持ちを吹っ切るわけである。

　いまの年齢になればもう「死ぬなら死ぬだけ」といった腹の括り方もできるようにもなってはいるが、若いときからそうだったのかといえば、そうではない。

　若いうちには、やはり腹も括れず、いろいろ心配しながらも無我夢中で頑張ってきたものだったのだ。そうしたなかで、いろいろとひどい目に遭いながら、鍛えられてきたのである。ＢＣＧの社長の座を捨てるかたちで五十五歳でＤＩを設立するときにしても、ずいぶん思い悩んだということはすでに書いているが、その末にこの決断をしたころにようやく腹を括れる人間になったのではないかと思う。

　そうして人間は、前へ前へと進んでいくものである。

　後悔のない人生を送るためには、いつでもくよくよ悩み続けているのではなく、時としては思いきりのいい決断も必要になってくる。

このような書き方をしているが、私はなにも、無差別に転職や独立を勧めているわけではない。

というよりも、経営者の立場にある私から見れば、この問題には複雑な面もある。つまり、優秀な人材であれば、どんどん広い世界に出て行って活躍すればいいとも考えている一方で、そうなってしまえば、自分の会社には優秀な人材が残らなくなってしまうという悩みも出てきてしまうわけである。

■二対八の法則

私は三菱商事からビジネススクールに派遣してもらったが、ある日疑問を感じた。三菱商事は毎年、希望者から選抜してビジネススクールに送り込み、力をつけさせようとしているのだが、そのビジネススクールを出た者たちのなかで、現在、同社の幹部になっている者は何人いるかといえば、あまりいない。それで私は「ビジネススクールに送る人選が間違っているのではないか?」と人事の方に聞いてみたことがあるのだが、「それは違います」と言う人事担当者にはこう返された。

「ビジネスクールに送ったなかには優秀な人材が何人もいました。ただ、彼らは我が社を辞めて、外で活躍するようになっているんです」と。

そういう話を聞かされてしまえば、正直、考えさせられるところはある。しかし、それと同時に、それが健全な状態だとも思うのだ。それにしても三菱商事は心の広い、奥行きの深い会社だと思う。

ビジネス社会において人事担当者などがよく口にする言葉に「二対八の法則」というものがある。「パレートの法則」とも呼ばれるが、パレートの法則(ばらつきの法則)の本来の主旨とは少しずれていて、これはハチやアリの世界の現象と人間社会を比べようとする法則である。

要するに、ハチやアリの世界では、何万匹、何十万匹というハチやアリが共同生活をしていて、その全体が働きバチ、働きアリとは呼ばれていても、本当によく働いているのは二割に過ぎない。残りの八割のハチやアリは、単にうろうろしているなどして何の役にも立ってはいないということだ。

そして、会社組織を見た場合もおよそこの構図が当てはまり、会社に収入をもたらしているのは二割の社員に過ぎず、残り八割の社員は、そのおこぼれに与(あず)かっているのとも変わらない状態になっているということである。

組織の論理からいえば、こうした場合、八割の社員にはすべて辞めてもらってかまわない。そして二割の社員だけに残ってもらえれば、なにより効率的な状況ができあがることになる。

ただし、自然界の理屈からいえば、そうして働かない八割を排除すれば、残った二割のうちの八割がまた働かなくなり、二割のうちの二割だけが働き続けることになるという。実際にそういう実験をした学者がいたそうだが、何度繰り返しても同じ結果が続いていったとのことである。

■会社に残るか？　独立するか？

それでは、会社組織のなかでは実際にどうなっているのかといえば……、この問題についてはひと括りでは語れない。

三菱商事においてビジネススクールを出た優秀な人材が外へと出て行ってしまう状況は、会社としては二割の働きバチを失っていることになるわけだが、その二割の働きバチが社会全体を活性化させていることにも役立っていることになる。

しかし、社会全体を見てみれば、いたずらに転職を繰り返しているような人間は、そうした二割の側ではなく、むしろ八割の側に多いようなのだ。

これにはまた、二つの側面があり、ひとつは、役に立たない八割として、会社側から排除されているケースが考えられる。そしてもうひとつは、「この会社のなかで自分の能力は活かせない」と誤解した、もともと能力のない人間が勝手に出ていくケースである。

いずれのケースにしても、会社から見ても社会全体から見ても、〝何の意味も持たない流動〟であり、そうした転職を繰り返していたのでは、そのうち移る先もなくなるだけである。

会社側とすれば、八割の人間が辞めていこうがまったく関係なく、二割の人間には残ってもらいたいというのが本音になるのは当然だ。

そして、個人個人にしてみればどうかといえば、言うまでもなく逆になる。

自分が八割だと思うなら、しがみついてでも会社を辞めるべきではないし、二割であれば未来はどのようにでも選択できる。

その会社の中で、安穏として立場を築いていきたいならそうすればいい。その場合、それなりに出世などはしていけるとしても、そこで得られるものはたかが知れている

だろう。

それで終わりたくなければ、志を高くすればいい。

自分をより高く買ってくれるところに移るのもいいし、独立していくのもいいわけだ。そして最終的には、社会に何かを還元できるような人間になってほしい。

■お金の習性とアヒルの水かき

独立するときに資金は必要ないかと心配するかもしれないが、お金というものは自然に知恵のある者のもとに集まってくるものだということを覚えておくといいだろう。

お金は孤独に耐えられないものであり、儲かりそうな話があれば、蜜に群がるアリのように、そちらに集まっていく習性があるものなのだ。

もちろん、独立すると決めた瞬間にお金が集まってくるのかといえば、世の中それほどあまくはない。かつてIT革命が起きていた時代であれば、ITに関する技術やアイデアがある者のもとには即座に資金が集まることも珍しくはなかったが、それは時代が移り変わっていく過渡期に起きた特別で瞬間的な現象に過ぎない。平常時からそういうことが期待されるものではないのである。

独立する場合にしても、しばらくは〝アヒルの水かき〟を続ける覚悟は持っておかなければならない。

そこでどこまで耐えられるのかというバランスの問題も出てくるが、やろうとしているビジネスが勝算のあるものだったならば、見えない努力を続けているうちにお金は集まる。

いつまで経ってもお金が集まってこないのだとしたら、努力が足りないのか、そのビジネスがもともと勝算のないものであるかのどちらかだ。

アヒルの水かきと書いたのがどうしてかといえば、自分のやっている努力などというものは、自慢げに人に見せるものではないからである。

本書のなかでは私も苦労話のようなものを披露しているが、実際にそうした日々を送っていたころに「つらい」「忙しい」「死ぬ思いで頑張っている」などと口にした覚えはない。本当はつらい、苦しいと思っていても、人前ではできるだけ涼しい顔をしているようにしていたものである。

つらい、つらいと言っていたなら、同情は寄せられるかもしれないが、同情のほかには何も集まらないのが常である。それよりも、涼しい顔をしていながら、陰で努力を続けていたときにこそ、その後の未来は拓かれていくものだ。

そういうときに、「見てくれる人は見てくれているものだ」と期待しているのも間違いである。努力をしている人を慰めるときなどによく使われる言葉だが、個人的な経験からいえば、中身のない嘘っぽい言葉だという気もしないではない。また、実際に見てくれる人は見てくれているものだといっても、「それが何になるのか?」という話である。

結局は、人から助力を受ける期待などは持たずに、成功という名の対岸までアヒルの水かきを続けて、自力で泳ぎつくことができるかということが前提になっている。

もともと、それができる人間であるときにこそ、お金は集まってくるのであり、最初からそれを期待しているということは、行きづまりに向かって走り出しているようなものである。

■リーダーが有する「時間軸」

経営者的な立場に就くトップと、企業のなかで中間管理職を務める人間とを比べれば、求められるものは違ってくるものだ。

ひと言でいえば、まず視座が違う。

トップの人間が屋上からものを見ているとすれば、中間管理職は三階か五階くらいから地上を見ている。そこで見えている景色はまったく異なり、屋上から見ているトップの目に映っているもののほうが拡がりを持っているのは当然だ。

これは、「資質の問題」でもあるが、それと同時に「役割の問題」でもある。いきなりトップに立つことができる人間もいれば、それは難しいので、少しずつ視座を広げていくようにステップを踏んでトップに立つ準備をしていくという方法を取ることもできる。

このあたりの部分についても、独立するか、そうはしないかを考えるときの判断材料のひとつにするのもいいかもしれない。

もう少しわかりやすく書くと、トップと中間管理職のあいだには「全体」を最適化しなければならないのか「部分」を最適化すればいいのかという違いと、物ごとを考える際の「時間軸」の違いがある。

前者はどういうことかといえば、中間管理職は、与えられた自分の部門が最大限の力を発揮することを考えるものだが、トップはそうはいかず、全体の調和を考えながら、全体としてのプラスを最大にする方法を考える。

たとえば、好成績を残しているある部門に優秀な人材がいたなら、その部門の長（中間管理職）としてはその人材を大切にしたがるものだが、経営者（リーダー）はその人材をほかの部署に回したほうが全体の底上げにつながるのではないかと考える。

単純にいえばそうした違いがあるわけだが、時間軸については、問題はもう少し難しくなってくる。

中間管理職であれば、基本的に半年や一年といった短いスパンのあいだで業績を上げることを求められる場合が多い。

出版の世界を例にとるなら、編集長を替えた場合は、次の号から実売率を上げて、半年後、一年後には刷り部数を五〇％増やすことをノルマとして課せられる。中間管理職はそれに応えるのがミッションなわけだが、トップは違う。次の号や、半年あるいは一年後のことだけではなく、三年後、五年後のことを考えなければならないのである。仮にその雑誌が五〇％増部して採算ラインに乗るとしても、それでよいのか。それともその編集長等有能な人材と資金を他に振り向けた方が五年後の会社にいいのかを考え抜かなくてはならない。

日本経済全体が厳しい局面を迎えている現在であれば、足元の数字も固めていなければ、翌月の経営もままならないということも多くなってきているが、そうであってもそこだけ

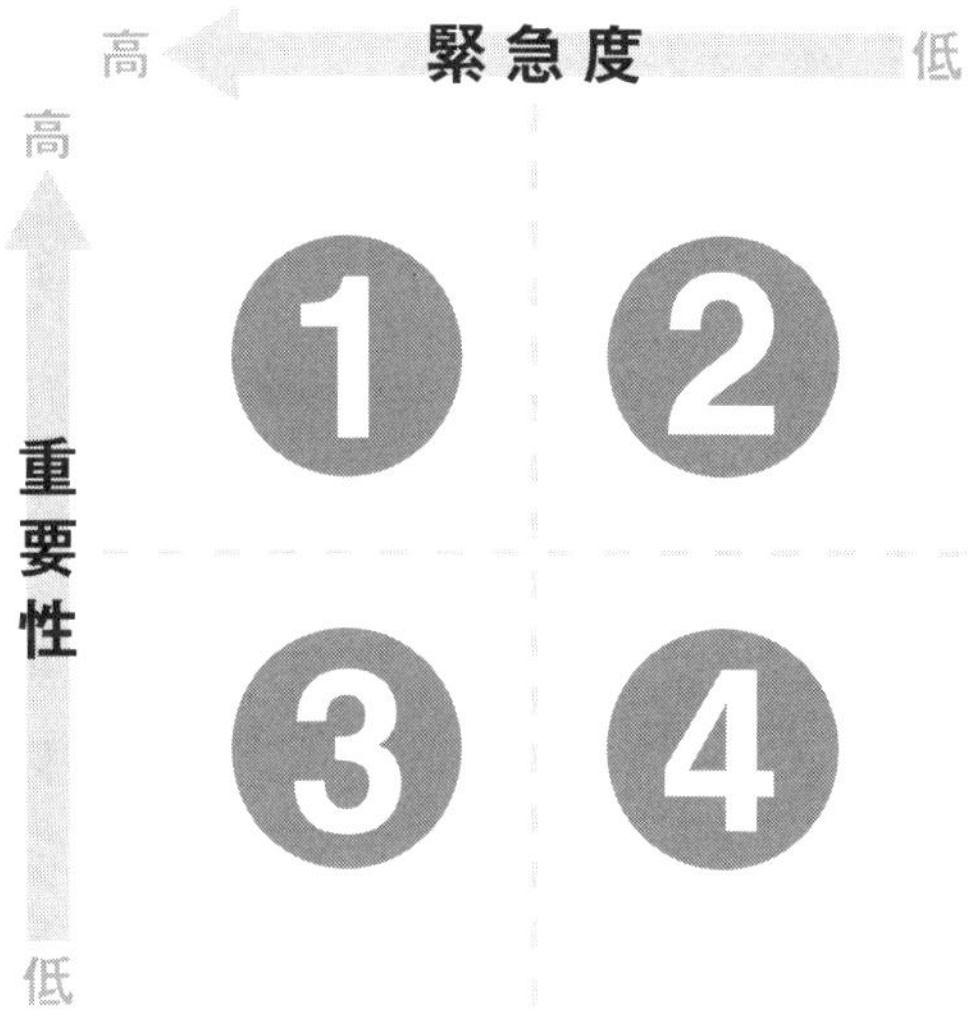

を見ているのではなく、数年後や一〇年後を考えて、経営戦略を立てなければならないのである。

■問題解決の順序

会社内における諸問題の解決を考えるときに、

「緊急度〈高〉・重要性〈高〉の問題①」
「緊急度〈低〉・重要性〈高〉の問題②」
「緊急度〈高〉・重要性〈低〉の問題③」
「緊急度〈低〉・重要性〈低〉の問題④」

の四つがあったとしよう。

このとき誰もが問題①から取り掛かり、問題④はあとに回すのには違いない。

だが、問題②と問題③については、ど

のように手をつけていくべきか。

すぐれたリーダーであれば、問題②と問題③は同時に解決を進めていくことになる。

ケースによっては、緊急性より重要度を優先して、問題②の解決のほうに力を入れる場合も出てくるだろう。しかし、中間管理職レベルの感覚しか持ってはいない即席リーダーなどはそれができない。緊急性にばかり目がいき、必ず問題③にばかり力を入れていくことになる。そして、問題②については、問題③の解決のメドが立ってきたときおいおい手をつけていけばいいというような感覚でいて、結局、永遠に手をつけられないままになっていく。だが、この問題②をどう扱ったかということが、その会社の数年後がどうなっているかを大きく左右しているものなのである。

話は少し逸れるが、いまの日本の国会のあり方に対しても、これと似た意味での疑問が持たれる。

現在の国会は、衆議院の任期が四年で解散があり、参議院の任期は六年ながらも三年ごとに半数が改選されていき解散はないことになっている。しかし、現状を考えたならば、衆議院こそ現在の参議院のように、解散のない六年任期にしておくべきなのである。

憲法上では、内閣総理大臣は、文民の国会議員であれば衆議院議員でも参議院議員でも構わないことにはなっているが、事実上は衆議院において最大勢力を占める政党の党首が内閣総理大臣となることが慣例化している。

そのことの何が問題なのかといえば、解散のある衆議院議員が内閣総理大臣になっていたならば、就任とともに解散を気にしながら支持率を気にする日々が始まってしまうということである。それでは「いかに問題を起こさず短期間で成果をあげるか」ということばかりを気にした政策に偏るのも仕方がなくなる。そうではなく少なくとも三年は総理大臣を続けられるとなれば、目の前の支持率などには目をつむり、三年間のあいだにどれだけの成果をあげられるかという長期スパンの政策をたてられる。

こうした感覚の違いが、組織にとっては本当に大きな意味を持つものなので、自分にリーダーの資質があるかどうかも、そうしたところから考えてみるのもいいはずだ。

■夢としての目標と、現実的な目標

DIを設立した際、創業の日に集まってくれた一二人の同志の前で私が次のように語ったことは有名になっている。

「明日のソニー、ホンダを一〇〇社、育てよう」

「二一世紀の松下幸之助、渋沢栄一を一〇〇人育てよう」

正直いってこれは、一〇年後の目標といったレベルの話ではなく、「夢」である。

こうした夢だけを合い言葉にしていたならば、現実味を伴う目標を見失っていた可能性もあるだろう。

だからこそ私は、こうした言葉だけではなく、達成可能な「中期目標」「長期目標」も明確に提示してきた。それによって、社員たちはそれを目指して頑張ることができたのだ。

また、創業三年目となる二〇〇二（平成十四）年には、社員たちが日韓ワールドカップで懸命に日本代表を応援しているところを見て、ふと思いついてこう言った。

「四年後のワールドカップは社員全員で現地に観に行こう」と。

まだ経営が安定軌道には乗っていなかったころだったが、これくらいの目標が果たせないのでは将来的にもどうにもならないと思ってそう言ったのだ。

社員たちにしても、現実味のあるこの目標を提示されたことにより、励みになった部分はあるはずだった。

四年後の二〇〇六（平成十八）年には公約どおり社員全員でドイツに行ってワールドカップを観戦することができている。

そして、そこに向けての勢いがついていたこともあり、その前年の二〇〇五（平成十七）年には、会社設立時からの目標のひとつであった東証一部上場を果たすこともできたのだ。

■空気を変えるより、自分を変える！

現実的な部分の話もしたが、本書のまとめとなるこの章で言いたかったのは、人と同じであるのを良しとする発想をやめること、そして、失敗を恐れず決断することの大切さである。それに関連してくることとして、真のリーダーを目指すのであれば、中長期的視野を持つことも重要になってくるということだ。

その際には、自分の資質を気にかける必要はない。それよりも大きいのは心構えの問題になってくるからだ。

山本七平の『空気の研究』のなかでも、長期的視野を持つためにも、空気支配から脱却すべきではないのか——と書かれているが、それもまたよくわかる話だ。

いま、身の回りに漂っている空気とは、あくまで現在の空気に過ぎず、次の時代には次の時代の空気が流れていくものだからである。

そうした意味でいっても、**目の前の空気を読もうとしているだけでは、その時代から次の時代へと突き抜けていくようなものは決して生み出せない。時代や地域を超えて通用するものを創っていくことが一流の証明になるのだから、空気を読むことにこだわっている限りはいつまでも二流、三流の域を抜け出せないのは当然である。**

自分の周りの空気が停滞していると感じたときに、その空気を変えようとする努力をすべきかどうかという疑問を持つ人もいるかもしれない。

これに関していえば、周りの空気を変えようと考えるよりも自分自身を変えるほうがいいだろう。周りの空気を変えるといえば、一見、ものすごい挑戦のようにも思えるものだが、現実から考えれば、それは〝都合のいい願望〟に過ぎない。要するに、自分は変わらず、いまのままでいたいが、周りには変わってもらって、居心地が良くなるのを望んでいるのと変わらない。それよりは、自分自身が変わってしまうほうがよほど速い。

その際に問われるのが、どういう方向に自分を変えていくかということだ。

周りの空気に合わせて無難に生きていくことを選択して自分を変えるのか。

そうしたものを超越したところで自分を変えていこうと試みるのか。

そのどちらを選んでほしいかについては、いまさら改めて書くまでもないはずだ。

周りの空気を変えようなどと意識していなくても、自分が本当に変わっていったなら、周りの空気も自然に変わっていくものである。

最後にもう一言。もういいかげん「正しい判断」を模索する旅は終わりにしよう。人生に最も大切なことは「正しい判断」ではなく「必要な判断」をその時々にタイミング良く下していく勇気だということを思いおこしてほしい。

堀　紘一（ほり・こういち）
1945年、兵庫県生まれ。東京大学法学部卒業後、読売新聞経済部、三菱商事を経て、ハーバード・ビジネススクールでMBA with High Distinction (Baker Scholar) を取得後、ボストンコンサルティンググループ入社。国内外の一流企業の経営戦略策定を支援する。89年、同社代表取締役社長就任。2000年4月、ベンチャー企業の支援・コンサルティングを行うドリームインキュベータを設立、代表取締役社長に就任。06年6月、同社会長に就任。テレビ出演や講演活動も多く、経済動向への的確な批評はファンも多い。主な著書に『会社が放り出したい人　1億積んでもほしい人』(PHP研究所)、『突破力！――仕事の「壁」は、こうして破れ』(PHPビジネス新書) など。

一流の人は空気を読まない

堀　紘一

二〇〇八年十月十日　初版発行

発行者　井上伸一郎
発行所　株式会社角川書店
東京都千代田区富士見二―十三―三
〒一〇二―八〇七八
電話／編集　〇三―三二三八―八五五五

発売元　株式会社角川グループパブリッシング
東京都千代田区富士見二―十三―三
〒一〇二―八一七七
電話／営業　〇三―三二三八―八五二一

http://www.kadokawa.co.jp/

編集協力　内池久貴
装丁者　緒方修一（ラーフイン・ワークショップ）
印刷所　暁印刷
製本所　ＢＢＣ

角川oneテーマ21　A-88

ISBN978-4-04-710160-9 C0295

A-82
富士山を汚すのは誰か
――清掃登山と環境問題
野口 健
日本の象徴・富士山は日本一汚い山でもあった！ ボランティアを率いての清掃登山活動を通じて見えてきた、日本の真実の姿と環境問題のゆくえとは？

A-83
俺の健康自慢
青木 功
俺は死ぬまで現役を続けたい――65歳を迎えた現在も、シニアツアーの最前線で戦い続ける「世界のアオキ」が、50年間積み重ねた健康法を初公開！

A-84
戦うことを忘れた国家
黒野 耐
この国はいつまで負け続けるのか！ 対米追従、いや隷従を続けて三流国へと堕ちた安全保障……。軍事の専門家が「一流の国」に脱皮する戦略を示す！

A-85
俳句脳
――発想、ひらめき、美意識
茂木健一郎
黛まどか
芭蕉も脳トレをしていた？ 漱石の俳句観、桑原武夫「第二芸術」への反論など俳人と脳科学者が俳句のひらめきについて激論した異色の超話題作。

A-86
野村再生工場
――叱り方、褒め方、教え方
野村克也
「失敗」と書いて「せいちょう」と読む。人は無視・賞賛・非難で試される。意識付け、考え方、ぼやき方まで、楽天的再生論の極意を初公開する。

A-87
覚悟のすすめ
金本知憲
強い覚悟が自分を支える力になる。連続フル出場の世界記録を更新し続ける鉄人の精神力と強靱な肉体の秘密。

B-108
デキる人は説明力をこう磨く
日本語力向上会議
心のこもった説明で気持ちよく納得してもらうための技術を磨く。ちょっとしたテクニックで、相手に信頼され、真剣に話をきいてもらえるようになる。

B-109
ダメ部下・アホ上司の使い方
樋口裕一

どうしようもないダメ部下、しょうがないアホ上司とどう付き合うか……。被害を被らないようにするための、樋口節炸裂の役に立つ痛快処世術！

B-110
英語で返事ができますか？
長尾和夫
アンディ・バーガー

場の空気を読んで英語で返事？ これができるとコミュニケーションスキルがぐっと上がります。ネイティブならこう返す、脱ワンパターンの返答集。

B-111
道草のすすめ
辰巳琢郎

残りの人生を「まだまだ」とみるか「いよいよ」と思うか。役者、父親、趣味を満喫する著者の五十歳からの人生を楽しむ「くいしん坊」な生き方の提案。

B-112
ナポレオンで仕事上達
齋藤　孝

史上最高の実務家は、いかにして兵士の心をつかみ、最強のチームと戦略を作り上げたのか。その秘密と実践法。

C-145
バカ親って言うな！
——モンスターペアレントの謎
尾木直樹

教師への脅迫、理不尽な抗議、被害妄想……急増する「恐るべき親」達と、どう向かい合うべきか。日本の危機を映す、教育現場の凄まじき現状。

C-146
投資信託主義
——時間と資産の正しい法則
藤沢久美

現代にふさわしいお金の使い方とは？ 投資信託の第一人者が、正しいファンド選びや投資セオリーの検証を通して豊かな人生の築き方を教えます。

C-147
ビールを飲んで痛風を治す！
田代眞一

薬学専門家の著者は、大量のビールで体内の尿酸を洗い流し、痛風発作を撃退！ 自分の体を知り管理をきちんとすれば、痛風でもビールは飲める！

C-148
旅館再生
――老舗復活にかける人々の物語
桐山秀樹
全国の日本旅館の9割が赤字という中、奇跡の復活を遂げた旅館がある。その共通した成功のキーワードと著者だけが知る赤裸々な人間模様とは？

C-149
健康神話にだまされるな
高田明和
メディアで取り上げられ、効果があると信じられている健康法や食品には、データで十分に効果が示されていないものがある。正しい知識教えます。

C-150
自然治癒力で生き返る
帯津良一
病気を癒やすのは自分自身。新呼吸法「時空」等、生命のエネルギーを高め自然治癒力を増す実践的養生法を、ホリスティック医学の第一人者に学ぶ。

C-151
ニューヨークは美味しい！
田村明子
まるでニューヨークに暮らしているかのような読後感！家庭料理から屋台、高級店まで、在住28年の著者が食文化を通してつづる、アメリカの素顔。

C-153
政権交代の法則
――派閥の正体とその変遷
草野　厚
政権交代はどのようにして起きるのか？　そして戦後政治において本格的な政権交代が起きなかった理由とは？民主政治のあるべき姿とは？

C-154
おまえが若者を語るな！
後藤和智
誰が生きづらい世の中にしたのか！日本の針路を誤らせてきた有名論者に、若者論の研究者が退場を勧告する！

C-155
〈女性職〉の時代
――ソフトインテリジェンスの力
中川美紀
キャリア格差を打ち破る新しい仕事スタイルを！　気鋭のアナリストが提唱する戦略的キャリア「女性職」とは？